T0237609

Psychotherapie-Kompass

Christian Schlesiger • Kerstin Schlesiger

Psychotherapie-Kompass

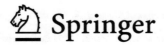

Christian Schlesiger
Ärztlicher Gutachter
Bis 2020: Praxis für Psychotherapie
Haag in Oberbayern, Deutschland

Kerstin Schlesiger
Praxis für Psychotherapie
Haag in Oberbayern, Deutschland

ISBN 978-3-662-66006-5   ISBN 978-3-662-66007-2 (eBook)
https://doi.org/10.1007/978-3-662-66007-2

Die Deutsche Nationalbibliothek verzeichnet diese Publikation in der Deutschen Nationalbibliografie; detaillierte bibliografische Daten sind im Internet über http://dnb.d-nb.de abrufbar.

Springer
© Der/die Herausgeber bzw. der/die Autor(en), exklusiv lizenziert an Springer-Verlag GmbH, DE, ein Teil von Springer Nature 2023

Planung/Lektorat: Renate Scheddin
Springer ist ein Imprint der eingetragenen Gesellschaft Springer-Verlag GmbH, DE und ist ein Teil von Springer Nature.
Die Anschrift der Gesellschaft ist: Heidelberger Platz 3, 14197 Berlin, Germany

Vorwort

Der Impuls, ein Buch zum Thema Psychotherapie zu schreiben, entstand aus unserer Beobachtung, dass trotz problemlos „online" erreichbarer, umfangreicher Informationen die meisten unserer Patienten erstaunlich uninformiert und teilweise sogar desinformiert zu uns kamen, was das Wissen über Psychotherapie, aber auch Psychologen, Psychotherapeuten, Psychiater und sonstige „Psychs" betrifft. Dies war auch bei den Ärzten, die uns empfohlen hatten, teilweise nicht anders. So reifte schließlich der Wunsch, unser Wissen über den psychotherapeutischen „Mikrokosmos" in einer kompakten Form, die den Leser nicht „erschlägt", zu Papier zu bringen. Frau Renate Scheddin, Editorial Director Books Medicine and Life Sciences, hat zu unserer Freude diese Idee aufgegriffen und uns bei der Gestaltung des Buchs inhaltlich freie Hand gelassen, wofür wir sehr dankbar sind.

Wir wünschen allen Menschen, die sich für eine Psychotherapie interessieren bzw. eine psychotherapeutische Behandlung benötigen, dass unsere Informationen hilfreich sind. Vielleicht findet unser Buch auch den Weg in die eine oder andere ärztliche oder psychotherapeutische Praxis. Die Vorstellung, dass Interessierte sich in den Wartezimmern künftig nicht nur über medizinische Vorsorgemaßnahmen, neue Strickmuster, Kochrezepte oder royale Skandale informieren können, sondern auch über Psychotherapie, wäre eine sehr positive!

Wenn an der einen oder anderen Stelle des Buches Humor durchblitzt, dient dies der Auflockerung der ohnehin nicht leichten Thematik. Verstehen Sie es bitte nicht als Lächeln über, sondern mit unseren Patienten. Humor als „reifer Abwehrmechanismus" kann schließlich auch helfen, die Ohnmacht, die einen angesichts des Leids von Menschen überkommen kann, ein wenig zu überwinden.

In diesem Sinne – viel Spaß beim Lesen!

Hinweis: Um eine bessere Lesbarkeit zu gewährleisten, verwenden wir in unserem Buch durchgehend das generische Maskulinum und sprechen folglich von „Patienten", „Psychotherapeuten", „Ärzten" etc. Selbstverständlich sind Menschen jeglicher Geschlechtsidentität gemeint und angesprochen! Wir haben uns darum bemüht, alle medizinischen und rechtlichen Sachverhalte korrekt darzustellen. Als Psychotherapeuten bitten wir vorsorglich um Ihr Verständnis für den Fall, dass uns trotz aller Sorgfalt (v. a. juristische) Feinheiten „durch die Lappen gegangen" sein sollten.

Ärztlicher Gutachter   Christian Schlesiger
Bis 2020: Praxis für Psychotherapie
Haag in Oberbayern, Deutschland

Praxis für Psychotherapie   Kerstin Schlesiger
Haag in Oberbayern, Deutschland

Inhaltsverzeichnis

1

Mythen und Vorurteile

Menschen mit psychischen Erkrankungen werden in ihrem privaten und beruflichen Umfeld nach wie vor damit konfrontiert, dass andere Menschen unwissend bzw. unreflektiert pauschale Vorurteile über psychische Krankheiten und psychisch Kranke auf sie projizieren. Insbesondere schwer psychisch kranke Menschen werden weiterhin stigmatisiert und ausgegrenzt. Oft wirken Stigmatisierung und Diskriminierung wie eine „zweite Erkrankung"[1] mit der Konsequenz eines (weiteren) sozialen Rückzugs und nicht selten auch einer Geheimhaltung der Erkrankung mit wiederum negativen Folgen für den weiteren Erkrankungsverlauf.

Wer sich für eine Psychotherapie interessiert oder in psychotherapeutische Behandlung begibt, kann dies folglich als peinlich oder beschämend erleben, „outet" der Betroffene sich doch damit indirekt gegenüber seiner Umwelt als psychisch kranker Mensch.

Auch bezüglich der Eigenschaften von Psychotherapeuten gibt es Vorurteile: Insbesondere in Filmen und Serien werden die dargestellten Psychotherapeuten selbst in stereotyper Weise als hilflos, neurotisch oder narzisstisch – jedenfalls als selbst behandlungsbedürftig – dargestellt.

Solche Mythen und Vorurteile können als mentale Hürde der Aufnahme einer ambulanten Psychotherapie entgegenstehen. Das ist unnötig und schadet den betroffenen Menschen, die sich aus Scham oder Angst vor Aus-

---

[1] Mit der Bezeichnung „zweite Erkrankung" ist gemeint, dass psychisch Kranke die von Seiten ihrer Umwelt erfahrenen Stigmatisierungen und Diskriminierungserlebnisse verinnerlichen (vgl. Dtsch Ärztebl 2004; 101: A 3253–3255, Heft 48).

C. Schlesiger, K. Schlesiger, *Psychotherapie-Kompass*, https://doi.org/10.1007/978-3-662-66007-2_1

grenzung nicht bzw. verspätet in eine adäquate psychotherapeutische und auch psychiatrische Behandlung begeben.

Bevor wir uns näher mit dem eigentlichen Thema, der Psychotherapie, beschäftigen, wollen wir daher anhand von sieben beispielhaft ausgewählten Mythen und Vorurteilen einige der möglichen Hindernisse, die eine Aufnahme einer psychotherapeutischen Unterstützung unnötig erschweren, aus dem Weg räumen.

Psychotherapie hilft doch nicht – was soll das Reden bringen?

In Zeiten einer hochtechnisierten Medizin mit begleitender rasanter Entwicklung apparativer Untersuchungs- und Behandlungsmethoden mag es dem einen oder anderen fraglich erscheinen, ob etwas so Einfaches und Unspektakuläres wie die menschliche Sprache tatsächlich in der Lage ist, Krankheiten zu heilen. Tatsache ist: Psychotherapie ist nachweislich wirksam. Insbesondere die „Richtlinienverfahren"[2] (psychoanalytisch begründete Verfahren, Verhaltenstherapie, Systemische Therapie) mit ihren umfassenden Theoriesystemen der Krankheitsentstehung und spezifischen Behandlungsmethoden haben ihre therapeutische Wirksamkeit belegt. Neben den speziellen, je nach „Psychotherapieschule" sich unterscheidenden psychotherapeutischen Verfahren und Techniken hat bei der Psychotherapie auch die therapeutische Beziehung im Sinne einer tragfähigen Arbeitsbeziehung zwischen dem Patienten und dem Psychotherapeuten eine Bedeutung. Psychotherapie wirkt nicht bei allen psychischen Erkrankungen gleich gut. Während bei einigen psychischen Erkrankungen (z. B. bei Angststörungen, depressiven Störungen, Zwangsstörungen) eine Richtlinientherapie zum „Goldstandard" gehört, sind bei anderen Erkrankungen medikamentöse oder andere Behandlungsstrategien (z. B. bei demenziellen Erkrankungen, akuten psychotischen Syndromen, Alkoholabhängigkeit ohne Abstinenzfähigkeit) vorrangig angezeigt. Die Abschätzung der Frage, wie gut eine Psychotherapie dem individuellen Menschen mit seiner psychischen Erkrankung voraussichtlich helfen kann (Prognose), wird zu Beginn bzw. im Vorfeld einer psychotherapeutischen Behandlung durch den Psychotherapeuten geklärt.

---

[2] Die Psychotherapie-Richtlinie des Gemeinsamen Bundesausschusses definiert u. a. die zugelassenen, nachweislich wirksamen Psychotherapieverfahren, die Höchstgrenzen der Psychotherapiestunden im jeweiligen Psychotherapieverfahren und (über einen Verweis auf die sog. Psychotherapievereinbarung) auch die beruflichen Mindestqualifikationen der Psychotherapeuten.

Es geht jedem mal schlecht – Psychotherapie ist Luxus!
Es trifft zu, dass nicht jeder, der sich über einen Zeitraum von einigen Tagen niedergeschlagen fühlt oder schlecht schläft, eine psychische Erkrankung hat, die psychotherapeutisch behandelt werden muss. Daher ist vor jede (Richtlinien-) Psychotherapie eine Diagnostikphase vorgeschaltet, in der u. a. geprüft wird, ob eine behandlungsbedürftige psychische Störung oder der Verdacht darauf vorliegt. Nur in diesem Fall ist eine Richtlinientherapie angezeigt. Niemand käme auf die Idee, einem Menschen, der unter Schmerzen leidet, ein wirksames Medikament zur Behandlung dieser Schmerzen vorzuenthalten. Genauso stellt die Psychotherapie eine medizinische Behandlung dar, die bei bestimmten psychischen Erkrankungen indiziert (angezeigt) ist. Eine ambulante Psychotherapie ist folglich kein Luxus, sondern eine etablierte, notwendige und erwiesenermaßen wirksame medizinische Behandlung bei psychischen Erkrankungen.

Nun reiß dich doch mal zusammen!
Einen Satz haben die meisten unserer Patienten leider von ihrer Umwelt hören müssen: Nun reiß dich doch endlich mal zusammen! Hinter dieser anklagenden Aussage steht die Annahme, dass die vorliegenden psychischen Symptome bei jedem Menschen auftreten - sozusagen „normal" sind - und dass diese mit ausreichend Selbstdisziplin und Willensanstrengung überwindbar sind. Unterschwellig klingt der Vorwurf durch, der Betroffene lasse sich gehen und bemühe sich nicht ausreichend um eine Besserung seiner psychischen Verfassung. Psychische Erkrankungen führen allerdings oftmals zu Symptomen bzw. Beeinträchtigungen, die der willentlichen Steuerung nicht mehr oder nur zum Teil zugänglich sind. Beispielsweise tritt bei depressiven Störungen häufig eine Antriebsminderung auf, die von den Betroffenen als quälender Verlust von Energie und Tatkraft erlebt wird. Dies kann so weit gehen, dass schwer depressive Menschen kaum oder nicht mehr in der Lage sind, aufzustehen oder sich anzuziehen. In solchen Fällen die betroffenen Menschen zu mehr „Selbstdisziplin" aufzufordern, zeugt von Unwissenheit über das Wesen und die Folgen psychischer Erkrankungen, ist zynisch und diskriminierend.

Eine Psychotherapie zu brauchen, ist beschämend und peinlich.
Psychische Erkrankungen sind häufig. Über ein Viertel der Erwachsenen in Deutschland leidet im Laufe eines Jahres an einer psychischen Erkrankung.[3]

---

[3] Pressemitteilung der Deutschen Gesellschaft für Psychiatrie und Psychotherapie, Psychosomatik und Nervenheilkunde e. V. (DGPPN) vom 10.09.2021.

Damit sind in Deutschland ähnlich viele Menschen von einer psychischen Erkrankung betroffen, wie von anderen Volkskrankheiten wie z. B. Bluthochdruck. Zu den häufigsten psychischen Störungsbildern gehören Angststörungen und Depressionen. Hier stellt eine psychotherapeutische Behandlung, ggf. neben einer medikamentösen Behandlung, grundsätzlich die zentrale Behandlungsform dar. Eine Psychotherapie in Anspruch zu nehmen ist daher im Sinn einer Standardbehandlung als Routine anzusehen. Dass Betroffene und ihre Familien nach wie vor unter Ablehnung und Ausgrenzung in ihrem beruflichen und privaten Alltag leiden, ist beschämend – nicht für die Betroffenen selbst, sondern für unsere Gesellschaft. Begrüßenswert sind daher alle Initiativen, die sich gegen die Stigmatisierung von Menschen mit psychischen Erkrankungen und für eine soziale Inklusion einsetzen. Besonders positiv zu bewerten sind in diesem Zusammenhang Initiativen wie die regelmäßige Verleihung des „Antistigma-Preises" (Förderpreis zur Entstigmatisierung psychischer Erkrankungen) durch die Deutsche Gesellschaft für Psychiatrie und Psychotherapie, Psychosomatik und Nervenheilkunde e. V. (DGPPN) und das Aktionsbündnis Seelische Gesundheit in Verbindung mit der Stiftung für Seelische Gesundheit.[4]

Wahrscheinlich werde ich aufgefordert, Medikamente zu nehmen!

Eine Psychotherapie kommt grundsätzlich allein mit den Mitteln der Sprache aus und wirkt durch psychotherapeutische Interventionen auf der Basis einer tragfähigen therapeutischen Arbeitsbeziehung. Wenn eine zusätzliche (oder primäre) medikamentöse Behandlung erforderlich erscheint, gehört die entsprechende Klärung und ggf. medikamentöse Verordnung in ärztliche Hände. Eine medikamentöse Behandlung ist keine Voraussetzung für eine Psychotherapie, aber auch kein Hindernis. In seltenen Fällen kann es allerdings notwendig sein, mit einem Medikament überhaupt erst in die mentale Verfassung zu kommen, eine Psychotherapie aktiv in Anspruch nehmen zu können, beispielsweise bei einer schweren Depression mit ausgeprägten kognitiven Einschränkungen (insbesondere Konzentrations- und Merkfähigkeitsstörungen). Hier wäre der Patient aufgrund der Symptome der Depression möglicherweise gar nicht in der Lage, eine psychotherapeutische Sitzung von 50 Minuten „durchzustehen", also beispielsweise sich ausreichend lange zu konzentrieren und das Besprochene zu merken.

---

[4] Vgl. https://www.seelischegesundheit.net/aktionsbuendnis/antistigma-preis/.

Man muss auf der Couch liegen und von seiner Kindheit erzählen.
Dass Klienten bei der psychotherapeutischen Behandlung dem Therapeuten nicht gegenübersitzen, sondern auf einer Couch liegen, kommt inzwischen – wenn überhaupt – nur noch im Rahmen psychoanalytisch fundierter Psychotherapien infrage. Hier kann ein psychotherapeutisches Setting teilweise im Liegen eine therapeutisch gewünschte, vorübergehende Regression (Zurückgreifen auf frühere, kindliche Entwicklungsstadien) fördern und ggf. auch die Erinnerung an „Verdrängtes" erleichtern. Das übliche Setting einer Psychotherapie findet aber „auf Augenhöhe" statt, überwiegend im Sitzen oder – z. B. bei Expositionen – auch außerhalb der Praxisräume. Exposition bedeutet beispielsweise, sich seiner Angst zu stellen: Höhenangst verliert man nicht im Liegen, sondern indem mit dem Therapeuten ein hoher Turm bestiegen oder in einer Gondel auf einen Berg gefahren wird. Informationen über die zentralen Beziehungserfahrungen (insbesondere in der Kindheit) sind zwar grundsätzlich in jedem Psychotherapieverfahren von Bedeutung, können aber auch im Sitzen erhoben werden.

Therapeuten sind doch selbst gestört!
In den Medien werden Psychotherapeuten, Psychiater und andere „Psychos" einerseits als warmherzig und kompetent, andererseits aber auch als inkompetent, neurotisch und manchmal als grenzverletzend dargestellt. Tatsächlich treten psychische Erkrankungen genauso häufig bei Psychotherapeuten auf, wie in der Normalbevölkerung. Ob eigene psychische Krisen bzw. besondere biografische Erfahrungen die Berufswahl beeinflusst haben oder nicht – das eigene erfolgreiche Meistern von Krisen kann jedenfalls zum tieferen Verständnis und zur Empathie für die Klienten beitragen. Verpflichtend müssen Psychotherapeuten im Rahmen ihrer Ausbildung eine Mindestzeit an Selbsterfahrung absolvieren – sozusagen eine „eigene Therapie" –, wenn auch nicht in Form einer strukturierten psychotherapeutischen Behandlung im engeren Sinne. Viele Psychotherapeuten nehmen darüber hinaus Supervisionen in Anspruch oder treffen sich zu kollegialen Intervisionen (Austausch und Reflektion zu schwierigen Behandlungsfällen und herausfordernden Situationen).

Zusammenfassung

Psychische Erkrankungen sind häufig. Leider werden Menschen mit psychischen Erkrankungen nach wie vor mit negativen Stereotypen konfrontiert, stigmatisiert und ausgegrenzt. Dies hält Betroffene nicht selten davon ab, rechtzeitig oder überhaupt psychotherapeutische Unterstützung in Anspruch zu nehmen. Psychotherapie ist kein Luxus. Sie ist die nachgewiesen wirksame Standardbehandlung bei vielen psychischen Erkrankungen und Regelleistung der Krankenkassen.

2

Psychisch krank oder gesund?

2.1 Fallbeispiele

Den Einstieg in das Thema „Psychisch krank oder gesund?" möchten wir mit drei Fallbeispielen beginnen. Hierbei handelt es sich nicht um tatsächliche Fälle realer Personen. Sie geben dennoch Konstellationen wieder, die wir in unserer psychotherapeutischen Praxis häufig erlebt haben.

„Nicht mehr abschalten können" oder doch schon depressiv?

Bei Herrn S. handelt es sich um einen 28-jährigen Bankangestellten. Seit vier Monaten hat Herr S. eine neue, leitende Position mit Personalverantwortung inne. Seitdem arbeitet er ca. 10 Stunden täglich und nimmt inzwischen auch am Wochenende seine Arbeit in Form des Dienstlaptops und Smartphones mit nach Hause. Einen geplanten Urlaub hat Herr S. verschoben, da er sich in der neuen Position noch unsicher fühlt und keine Fehler machen will. Vor allem möchte er immer erreichbar sein und keine wichtige Nachricht verpassen, weshalb er selbst am Abend vor dem Fernseher sein Dienstsmartphone in Sicht- und Griffweite hat, um bei jedem „Ping" kurz zu checken, ob es sich um eine wichtige Nachricht handelt.

Herr S. fühlt sich zunehmend erschöpft und überfordert. Er hat große Sorge, der neuen Position nicht gewachsen zu sein und verzichtet zugunsten der Arbeit immer mehr auf soziale Kontakte und seinen Sport. Abends kommt er in letzter Zeit oft nicht mehr „runter" und genehmigt sich regelmäßig ein bis zwei Gläser Wein, um überhaupt etwas schläfrig zu werden. Trotzdem hat Herr S. Schwierigkeiten, einzuschlafen und grübelt dann vor allem über berufliche Themen nach. Seit ca. 2 Wochen bemerkt er zudem Schwierigkeiten, sich bei der Arbeit zu konzentrieren. Er vergisst inzwischen auch Termine und zuletzt sogar Namen von

---

C. Schlesiger, K. Schlesiger, *Psychotherapie-Kompass*, https://doi.org/10.1007/978-3-662-66007-2_2

Mitarbeitern, die daraufhin „im Spaß" fragten, ob er sich einmal auf eine Demenz testen lassen will. Herr S. hat hierauf mit gespielter Belustigung reagiert.
Seit einigen Tagen hat Herr S. auch kaum noch Appetit. Trotz des späten Ein-
schlafens wacht er nun bereits um 5 Uhr auf, eine Stunde vor dem Wecker.
Abends fragt er sich, ob er professionelle Hilfe in Anspruch nehmen soll, möchte
aber auf keinen Fall, dass sich das Thema bei der Arbeit herumspricht. Außerdem
hat er keine Zeit für eine Behandlung. Dass die Symptome immer mehr zu-
nehmen, macht ihm allerdings große Angst.

„Herzkrank" oder Angststörung?

Herr B. ist 55 Jahre alt und frühberentet. Er erhält eine Erwerbsminderungsrente
wegen einer orthopädischen Erkrankung. Seine Ehefrau ist berufstätig. Herr B. ver-
bringt viel Zeit zuhause. Zu seinen ehemaligen Arbeitskollegen hat er kaum
noch Kontakt, eigene Freunde hat er darüber hinaus nicht.

Bezüglich seines Herzens ist Herr B. massiv verunsichert. Seit ca. 3 Monaten
treten bei ihm ohne erkennbaren Auslöser und quasi „aus heiterem Himmel"
immer wieder plötzliches Herzrasen, Brustschmerzen und Schwindel auf. Herr
B. hat bei solchen Herzanfällen Angst, an einem Herzinfarkt zu sterben – so wie
sein im Alter von 50 Jahren plötzlich verstorbener Vater.

In seiner Not hat Herr B. bereits mehrfach über die 112 den Notarzt gerufen
bzw. sich per Taxi in die Notfallambulanz des örtlichen Kreiskrankenhauses fahren lassen. Dort wurden allerdings im EKG keine bzw. nur fragliche Veränderungen festgestellt und auch in den Bluterergebnissen keine Auffälligkeiten
gesehen. Entsprechend erfolgte die Entlassung aus dem Krankenhaus jeweils
noch am gleichen Tag bzw. am Folgetag. Eine Untersuchung bei einem Kardio-
logen inklusive Herzultraschall unter Belastung erbrachte keine Herzprobleme;
der Arzt teilte ihm lediglich mit, er sei wohl etwas untrainiert und müsse
abnehmen.

Nach dem letzten notfallmäßigen Einsatz teilt der Notarzt Herrn B. mit, dass
er sich mal in Ruhe mit seinem Hausarzt zusammensetzen solle, da „das Ganze
auch psychisch sein kann". Herr B. fühlt sich von den Ärzten im Stich gelassen:
Sein Herzrasen und seine Herzschmerzen sind doch real und nicht eingebildet.
Wie soll das bitte „psychisch" sein? Er vermeidet daraufhin noch mehr als bisher
jede körperliche Anstrengung und geht ohne seine Frau nicht mehr aus dem
Haus, um für alle Fälle in der Nähe des (rettenden) Telefons zu sein. Zum „Nervenarzt" zu gehen, kommt für ihn nicht infrage.

„Eine gute Hausfrau" oder Putzzwang?

Frau L. hatte immer schon eine etwas andere Einstellung zum Thema Ordnung
und Hygiene als ihre Eltern und Geschwister. In ihrer Herkunftsfamilie war es
üblich und völlig normal, dass der Honiglöffel von allen Familienmitgliedern ab-
geschleckt werden kann oder dass man nicht fragt, wer schon aus dem Glas bzw.
direkt aus der Wasserflasche getrunken hat. „Das hat noch keinen umgebracht"
war eine ausreichende Erklärung.

Heute, mit 44 Jahren, lebt Frau L. immer noch im Elternhaus, allerdings mit ihrem Ehemann in einer separaten und kürzlich komplett renovierten Wohnung innerhalb des Hauses.

Seit Frau L. im „eigenen Reich" lebt, kann sie endlich ihre Vorstellung von Ordnung und Hygiene durchsetzen. Ihren Ehemann hat das zunächst nicht gestört bzw. sogar gefreut. In letzter Zeit kommt es aber immer häufiger zu Konflikten, da ihr Mann – trotz klarer Ansage – wiederholt mit seinen Straßenschuhen in die Wohnung läuft, sich nach dem Müllrausbringen nur „alibimäßig" die Hände wäscht und in seiner Unachtsamkeit versehentlich aus ihrer Wasserflasche trinkt.

Zunächst löst Frau L. das Problem, indem sie den Boden der Wohnung nochmals mit einem bakteriziden Reinigungsmittel nachwischt und die Schuhe ihres Mannes mit einem Desinfektionsspray reinigt. Im Bad steht ein Händedesinfektionsmittel für ihren Mann bereit, sicherheitshalber werden regelmäßig die Türklinken desinfiziert. Wasserflaschen sind inzwischen mit einem farbigen Schleifchen markiert. Mittlerweile empfindet Frau L. die Vorstellung als ekelig, ihre Wäsche gemeinsam mit der ihres Mannes zu waschen bzw. in derselben Maschine, die auch von ihrer Mutter benutzt wird.

In den letzten Wochen stellt Frau L. fest, dass sie für ihre „Reinigungsmaßnahmen" zunehmend viel Zeit benötigt, teilweise bis in die späten Abendstunden, und hiervon bereits massiv erschöpft ist. Als ihr Mann bei einer Diskussion über das Thema „richtiges, hygienisches Händewaschen" anmerkt, dass sie „wohl langsam das Spinnen anfängt", kommt es zu einem großen Streit, nach dem sich Frau L. weinend und mit Wut im Bauch zurückzieht. Sie nimmt sich vor, professionelle Hilfe zu suchen, was ihr Mann mit dem Hinweis kommentiert, sie müsse sich „nur mal locker machen".

2.2 Von gesund nach krank – ein fließender Übergang

Wann ist ein Mensch (noch) gesund und wann ist er (schon) krank? Die Frage lässt sich bei einem Knochenbruch leichter beantworten als bei psychischen Beschwerden.

Wenn Sie in den letzten Wochen schlechter geschlafen haben als üblich oder Ihre Umgebung Sie wiederholt darauf hingewiesen hat, dass sie gereizter oder unkonzentrierter sind, als sonst – sind Sie dann psychisch noch gesund oder schon krank? Sind das bloß normale Schwankungen des Befindens oder zeichnen sich bereits psychische Erkrankungen ab?

Die Frage, was als „noch gesund" zu werten ist bzw. eine Definition von Gesundheit ist schwieriger, als man zunächst annehmen könnte.

Eine stark vereinfachende Möglichkeit, Gesundheit zu definieren, wäre z. B. die „Abwesenheit von Krankheit". Wer psychisch nicht krank ist, könnte demnach als psychisch gesund betrachtet werden. Eine solche eindimensionale bzw. „binäre" Betrachtungsweise greift selbstverständlich zu kurz, wird aber später bei der Frage, wer die Kosten für eine medizinische Behandlung übernimmt, noch relevant. (Die Krankenkasse zahlt nämlich Ihre Psychotherapie nicht, wenn Sie sich bloß psychisch krank fühlen, sondern nur dann, wenn Sie „offiziell" psychisch krank sind, also eine entsprechende Diagnose von einem Psychotherapeuten oder Arzt gestellt wurde.)

Die Präambel der Verfassung der Weltgesundheitsorganisation (WHO) von 1948 geht bei der Definition von Gesundheit weiter: Gesundheit ist nach ihrer Definition „der Zustand des vollständigen körperlichen, geistigen und sozialen Wohlbefindens (englisch: well-being) und nicht nur des Freiseins von Krankheit und Gebrechen. Sich des bestmöglichen Gesundheitszustandes zu erfreuen, ist eines der Grundrechte jedes Menschen, ohne Unterschied der ethnischen Zugehörigkeit, der Religion, der politischen Überzeugung, der wirtschaftlichen oder sozialen Stellung."[1]

Auch wenn diese (von verschiedenen Seiten auch kritisierte) Definition von Gesundheit eine Utopie ist und zu schön klingt, um wahrwerden zu können, zeigt sie doch, dass Gesundheit – auch psychische Gesundheit – eine multidimensionale Angelegenheit ist und aus mehr Teilaspekten besteht als der Frage, ob (aus medizinischer Sicht) im Kopf alles „funktioniert, wie es soll", oder ob etwas an der Psyche „kaputt" bzw. „verrückt" ist.

Wir stellen Ihnen im Folgenden eine Definition seelischer Krankheit vor, die in einer Richtlinie beschrieben wird, in der die Voraussetzungen für eine Psychotherapie zu Lasten der Gesetzlichen Krankenkassen definiert sind („Psychotherapie-Richtlinie").[2]

Definition

Seelische Krankheit in der Definition der Psychotherapie-Richtlinie
§ 2 Seelische Krankheit

(1) In dieser Richtlinie wird seelische Krankheit verstanden als krankhafte Störung der Wahrnehmung, des Verhaltens, der Erlebnisverarbeitung, der sozialen Beziehungen und der Körperfunktionen. Es gehört zum Wesen dieser Störungen, dass sie der willentlichen Steuerung durch die Patientin oder den Patienten nicht mehr oder nur zum Teil zugänglich sind.

---

[1] Vgl. z. B. Informationen der Bundeszentrale für gesundheitliche Aufklärung (BZgA) unter https://leitbegriffe.bzga.de/alphabetisches-verzeichnis/gesundheit/.
[2] Downloadmöglichkeit auf den Internetseiten des Gemeinsamen Bundesausschusses (G-BA) unter https://www.g-ba.de/richtlinien/20/.

(2) Krankhafte Störungen können durch seelische, körperliche oder soziale Faktoren verursacht werden; sie werden in seelischen und körperlichen Symptomen und in krankhaften Verhaltensweisen erkennbar, denen aktuelle Krisen seelischen Geschehens, aber auch pathologische Veränderungen seelischer Strukturen zugrunde liegen können.

(3) Seelische Strukturen werden in dieser Richtlinie verstanden als die anlagemäßig disponierenden und lebensgeschichtlich erworbenen Grundlagen seelischen Geschehens, das direkt beobachtbar oder indirekt erschließbar ist.

(4) Auch Beziehungsstörungen können Ausdruck von Krankheit sein; sie sind für sich allein nicht schon Krankheit im Sinne dieser Richtlinie, sondern können nur dann als seelische Krankheit gelten, wenn ihre ursächliche Verknüpfung mit einer krankhaften Veränderung des seelischen oder körperlichen Zustandes eines Menschen nachgewiesen wurde.

(Quelle: Richtlinie des Gemeinsamen Bundesausschusses über die Durchführung der Psychotherapie (Psychotherapie-Richtlinie) in der Fassung vom 19.02.2009, zuletzt geändert am 20.11.2020)

Diese Definition von „seelischer Krankheit" (Synonyme: Psychische Erkrankung, psychische Störung) in der Psychotherapie-Richtlinie weist darauf hin, dass sich psychische Erkrankungen in sehr unterschiedlicher Weise manifestieren können und durch verschiedene Faktoren verursacht werden können, die sowohl innerhalb als auch außerhalb der betroffenen Person liegen können.

Symptomatisch (in Form von Krankheitszeichen) können sich psychische Erkrankungen bzw. seelische Krankheiten in verschiedensten Funktionsstörungen zeigen, u. a. in

- Störungen der Orientierung und des Gedächtnisses (z. B. bei einer Demenz)
- Störungen des inhaltlichen Denkens und der Wahrnehmung (z. B. Wahn oder Halluzination bei einer Schizophrenie)
- Störungen der Stimmung/des Affekts und des Antriebs (z. B. Herabgestimmtheit und Antriebslosigkeit bei einer Depression)
- Angst und Panik (z. B. bei Angststörungen oder Phobien)
- somatischen (körperlichen) Symptomen (z. B. Schlafstörungen, Druckgefühl auf der Brust, Schwindel, Schweißausbrüche, Gewichtsverlust, Durchfall, Verdauungsbeschwerden, Übelkeit bei einer Depression oder einer somatoformen Störung)

Ursächlich können biologische und psychosoziale Faktoren zur Entstehung psychischer Erkrankungen beitragen. Je nach Art der psychischen Erkrankung und Individuum variiert die Bedeutung dieser Faktoren für die Krankheitsentstehung, weshalb in der Regel von einer multifaktoriellen Verursachung ausgegangen wird. Zu den biologischen Faktoren kann man z. B. eine erhöhte genetische Vulnerabilität (Verwundbarkeit) oder eine hirnorganische Veränderung zählen. Zu den psychosozialen Faktoren können z. B. anhaltende oder wiederholte Stressexposition, Verlusterleben, traumatisierende Erlebnisse oder erlerntes und konditioniertes Verhalten gezählt werden.

Wenn in der Psychotherapie-Richtlinie von Krankheit oder krankhaft gesprochen wird, bezieht sich dies (sozialrechtlich) auf einen „regelwidrigen Körper- oder Geisteszustand, der Behandlungsbedürftigkeit und/oder Arbeitsunfähigkeit zur Folge hat". Eine Behandlung zu Lasten der Krankenkassen kommt grundsätzlich nur bei Krankheiten infrage.

Der in der Definition der Psychotherapie-Richtlinie enthaltene Hinweis auf die nicht (bzw. nur teilweise) vorliegende willentliche Steuerungsfähigkeit bei psychischen Störungen erscheint uns besonders wichtig, zeigt er doch, dass Menschen mit psychischen Störungen eben nicht in der Lage sind, ihr Verhalten, ihre Wahrnehmung oder ihr Erleben „einfach so" bzw. mit einer besonderen „Willensanstrengung" und ohne spezifische Unterstützung und Behandlung zu verändern. Beispielsweise können bei einer Depression Antriebsstörungen (Zustand mit verminderter Energie und Initiative) in einem Ausmaß auftreten, welches es Betroffenen deutlich erschwert oder sogar unmöglich macht, alltägliche Aufgaben zu erledigen. Im Extremfall kann eine Antriebsstörung bis zu einem Zustand reichen, den man medizinisch „Stupor" nennt (deutlich reduzierte oder aufgehobene Aktivität mit Ausdrucksarmut, Reglosigkeit, starrer Mimik, Sprechunfähigkeit und ausbleibender Reaktion auf äußere Stimulation).[3]

2.3   Wie nennt man das, was ich habe?

Für psychisches Leiden bzw. psychische Krankheiten gibt es verschiedene Begriffe, Beschreibungen und Definitionen. Oft vermischen sich hierbei bei medizinischen Laien alltagssprachliche und medizinische bzw. wissenschaftliche Begrifflichkeiten und Konzepte. Beispielsweise wird (fälschlicherweise) oft eine Depression mit einem Burnout gleichgesetzt. Auch wird ein unverständliches bzw. widersprüchliches Verhalten oftmals als „schizophren" bezeichnet, was wissenschaftlich-medizinisch unsinnig ist und zudem stigmatisierend für Patienten mit einer schizophrenen Störung wirken kann.

Für Sie als betroffener Patient oder als Angehöriger ist es aus unserer Sicht vorteilhaft, die Grundzüge der Systematik der Klassifikation von Krankheiten

---

[3] Quelle: Pschychrembel Online unter https://www.pschyrembel.de.

und die wichtigsten Begrifflichkeiten und Definitionen im Zusammenhang mit psychischen Erkrankungen zu verstehen, da diese nicht nur von Psychotherapeuten und Ärzten, sondern auch von den Krankenversicherungen benutzt werden. Nur so können Sie auf Augenhöhe mitreden bzw. entscheiden.

Für die Klassifikation von Krankheiten wird in Deutschland im Bereich der medizinischen Versorgung überwiegend – und im Bereich der Gesetzlichen Krankenkassen verpflichtend – die „Internationale statistische Klassifikation der Krankheiten und verwandter Gesundheitsprobleme" (ICD für englisch: International Statistical Classification of Diseases and Related Health Problems) verwendet, die aktuell in der 10. Revision der „German Modification" in der Version 2023 verfügbar (ICD-10-GM Version 2023) und über die Internetseiten des Bundesinstituts für Arzneimittel und Medizinprodukte (BfArM)/Deutsches Institut für Medizinische Dokumentation und Information (DIMDI) einsehbar ist.[4] Die Einführung der Folgeversion ICD-11 befindet sich in Vorbereitung. Das Diagnoseverzeichnis ICD wurde für medizinstatistische Zwecke entwickelt und ist u. a. für die Verschlüsselung von Todesursachen und für die Verschlüsselung von Diagnosen in der Gesetzlichen Krankenversicherung verpflichtend eingeführt. Wenn in Deutschland ein Psychotherapeut, ein Arzt, oder ein anderer Behandler eine Diagnose stellt und aufgrund dieser Diagnose zu Lasten der Krankenversicherungen behandeln will, muss er diese nach der ICD-10-Systematik mit einem entsprechenden ICD-10-Code verschlüsseln. Entsprechend finden Sie als Patient die ICD-10-Codes z. B. auf Arztbriefen, Krankenhaus-Entlassungsberichten, Arbeitsunfähigkeits-Bescheinigungen, Privatrechnungen, Psychotherapie-Anträgen usw. Auch bei Ihrer Krankenkasse sind Ihre diagnostizierten Erkrankungen in Form entsprechender ICD-Codes hinterlegt.

Warum eine internationale Klassifikation? Es ist wichtig, dass Krankheiten und Diagnosekriterien eindeutig definiert und über Grenzen hinweg – auch statistisch – vergleichbar sind. Bei einer gemäß den Kriterien des ICD diagnostizierten depressiven Episode in Deutschland handelt es sich um die gleiche Erkrankung, wie bei einer identischen Diagnose z. B. in Italien. Bei eindeutiger, gesicherter Diagnosestellung ist auch die entsprechend zu empfehlende medizinische Behandlung – unabhängig von nationalen Grenzen – identisch.

Hintergrundinformationen

Die „Internationale statistische Klassifikation der Krankheiten und verwandter Gesundheitsprobleme (ICD-10), 10. Revision, German Modifikation (GM) ist die amtliche Klassifikation von Diagnosen in der ambulanten und stationären Ver-

---

[4] https://www.dimdi.de/static/de/klassifikationen/icd/icd-10-gm/kode-suche/htmlgm2022/.

sorgung in Deutschland". Sie definiert und klassifiziert insbesondere Diagnosen, Symptome (Krankheitszeichen), abnorme Laborbefunde, Verletzungen, Intoxikationen (Vergiftungen), äußere Ursachen von Morbidität (Krankheitshäufigkeit) und Mortalität (Sterblichkeitsangabe) und Faktoren, die den Gesundheitszustand beeinflussen.

Im Kapitel V der ICD-10 werden die „psychischen und Verhaltensstörungen" beschrieben und definiert (ICD-10-Codes F00 bis F99). Seit dem 1. Januar 2023 ist die ICD-10-GM in der Version 2023 anzuwenden. Eine Aktualisierung in Form der ICD-11 ist aktuell in Vorbereitung.

Diagnosen nach der ICD-10 können als Verdachtsdiagnosen mit dem Zusatz „V" oder als gesicherte Diagnosen mit dem Zusatz „G" kodiert werden. Es kann auch ein Ausschluss einer bestimmten Erkrankung verschlüsselt werden (Zusatz „A") oder angegeben werden, dass eine bestimmte Erkrankung früher vorlag (Zusatz „Z" für „Zustand nach").

(Quelle: Bundesinstituts für Arzneimittel und Medizinprodukte (BfArM)/Deutsches Institut für Medizinische Dokumentation und Information (DIMDI), online abrufbar unter https://www.dimdi.de/dynamic/de/klassifikationen/icd/)

In der aktuellen Version ICD-10 wird nicht von psychischen oder seelischen Erkrankungen, sondern von „psychischen und Verhaltensstörungen" gesprochen. Die gesicherte Diagnose einer psychischen Störung, Krankheit bzw. Erkrankung sollte in der Regel von einem Facharzt oder einem Psychologischen Psychotherapeuten gestellt und keinesfalls leichtfertig verschlüsselt werden.

Als Patient haben Sie selbstverständlich ein Anrecht darauf, zu wissen, welche Diagnosen oder Verdachtsdiagnosen nach ICD-10 von einem Psychotherapeuten oder einem Arzt bei Ihnen gestellt und dokumentiert wurden. Genauso sollten Sie darüber informiert werden, wenn nach einer erfolgten gezielten Untersuchung keine psychische Diagnose gestellt wurde bzw. der Verdacht auf eine psychische Störung ausgeschlossen wurde und sie (aus Sicht der ICD-10) psychisch gesund sind. Sie sollen so weit wie möglich Experte Ihrer eigenen Gesundheit oder Krankheit sein, damit Sie u. a. nachvollziehen können, welche Behandlungsoptionen Ihnen offenstehen und welche psychotherapeutischen oder ärztlichen Behandler für Sie infrage kommen.

Nur wenn Sie wissen, welche konkrete Diagnose bei Ihnen vorliegt, können Sie sich gezielt über Ihre Krankheit und die entsprechenden Behandlungsmöglichkeiten informieren. Wenn Sie beispielsweise an einer gesicherten mittelgradigen depressiven Episode (ICD-10: F32.1 G) leiden, können Sie sich mithilfe der „Patientenleitlinie Depression"[5] über diese Erkrankung informieren. Die Patientenleitlinie beschreibt in Form einer „Übersetzung" der

---

[5] https://www.patienten-information.de/patientenleitlinien/depression.

bestehenden ärztlichen Leitlinie in eine allgemein verständliche Sprache ausführlich, was man unter einer Depression versteht und welche konkreten Behandlungsmöglichkeiten in diesem Zusammenhang zur Verfügung stehen.

Psychotherapie zu Lasten einer Krankenversicherung ist grundsätzlich nur dann möglich, wenn eine entsprechende Diagnose gemäß der ICD-10 gesichert wurde. Wenn eine psychische Störung definitiv ausgeschlossen werden konnte, wären beispielsweise ein Coaching oder eine Beratung denkbar, die aber keine Leistungen der Gesetzlichen Krankenversicherung darstellen.

2.4 Eine saubere Diagnostik – das A und O

Die gesicherte Diagnose einer psychischen Störung oder Verhaltensstörung gemäß ICD-10 bzw. einer seelischen Krankheit im Sinne der Psychotherapie-Richtlinie kann in der Regel nur der Fachmann stellen. Er muss sorgfältig abklären, welche einzelnen Krankheitszeichen (Symptome) oder Syndrome (Cluster von Symptomen) vorliegen und wie sich diese zeitlich entwickelt haben.

Nur auf dieser Basis kann der Arzt bzw. Psychotherapeut eine Diagnose gemäß ICD bzw. zunächst eine Verdachtsdiagnose (im Sinne einer Arbeitshypothese) stellen. Anders als bei somatischen Erkrankungen, die mithilfe technischer Untersuchungsmöglichkeiten (z. B. Blutuntersuchungen, Röntgenaufnahmen, Sonografie etc.) diagnostiziert werden können, ist bei psychischen Erkrankungen das gezielte Fragen nach den einzelnen psychischen Symptomen, nach dem zeitlichen Verlauf des Auftretens der Symptome und nach der Schwere der einzelnen Symptome das zentrale und meist auch das einzige Mittel, um eine gesicherte Diagnose zu stellen. Aufgrund der Vielzahl an psychischen Symptomen, die in der Regel abgefragt werden müssen, bedient man sich als Psychotherapeut zu Beginn der Diagnostik häufig strukturierter Fragebögen im Sinne eines ersten Screenings, auf dessen Basis dann gezielt weiter nachgefragt werden muss. Solche Screening-Fragebögen bzw. psychologischen Tests werden entweder vom Patienten selbst eigenständig ausgefüllt oder aber in Form eines strukturierten Interviews durch den Psychotherapeuten verwendet bzw. durchgeführt.

Symptom – Syndrom – Diagnose

Symptome sind einzelne Krankheitszeichen wie z. B. eine gedrückte Stimmung, eine verminderte Konzentrationsfähigkeit oder eine Störung des Antriebs.

Syndrome sind häufig zusammen auftretende Cluster bzw. Gruppen von Symptomen. Beispielsweise besteht ein depressives Syndrom aus den häufig gemeinsam

---

auftretenden Einzelsymptomen gedrückte Stimmung, Verminderung von Antrieb und Aktivität, verminderte Fähigkeit zu Freude, Interessenverlust, Konzentrationsstörungen, ausgeprägte Müdigkeit nach kleinsten Anstrengungen, Schlafstörungen, verminderter Appetit und ggf. weiteren Symptomen.

Syndrome stellen für sich genommen aber noch keine Diagnosen dar. Für die gesicherte **Diagnose** beispielsweise einer depressiven Episode (ICD-10: F32) müssen neben dem Vorhandensein bestimmter Haupt- und Zusatzsymptome weitere Kriterien (u. a. Zeitkriterien) erfüllt sein. Außerdem muss eine depressive Episode gemäß ICD-10 (in Abhängigkeit von der Anzahl und der Schwere der Symptome) als leichte, mittelgradige oder schwere depressive Episode klassifiziert werden. Ggf. müssen vor einer Diagnosestellung körperliche Erkrankungen, die ähnliche Symptome wie eine depressive Episode hervorrufen können, ausgeschlossen bzw. behandelt werden.

Die Diagnose einer psychischen Störung oder Verhaltensstörung lässt sich in der Regel nicht mithilfe medizinisch-technischer Geräte oder z. B. durch eine Blutentnahme stellen, sondern nur durch eine sorgfältige und strukturierte professionelle Befragung, ggf. auch unter zusätzlicher Verwendung spezifischer Fragebögen. Allerdings ist auch bei der Diagnosestellung einer psychischen Erkrankung eine körperliche Untersuchung bzw. eine somatische Abklärung in bestimmten Fällen wichtig, da manche körperliche Erkrankungen Symptome hervorrufen können, die denen psychischer Erkrankungen ähneln. Beispielsweise können Müdigkeit und Abgeschlagenheit sowohl bei einer depressiven Erkrankung auftreten als auch bei z. B. Schilddrüsenerkrankungen, einer Eisenmangelanämie, einem Schlaf-Apnoe-Syndrom oder anderen Erkrankungen. Diese Erkrankungen müssen auf dem jeweiligen Fachgebiet ggf. abgeklärt und entsprechend behandelt werden. Auch bestimmte Medikamente können Symptome hervorrufen, die z. B. den Symptomen einer Depression ähneln.

2.5 Vom Symptom zur Diagnose – ein Fallbeispiel

Am Beispiel eines weiteren (fiktiven) Fallbeispiels mit Verdacht auf eine depressive Episode soll im Folgenden dargestellt werden, wie ein diagnostischer Prozess aussehen kann.

Fallbeispiel

Herr M. schildert folgende Symptome:
„Ich fühle mich seit ca. einem Monat niedergeschlagen und bin manchmal regelrecht verzweifelt. Ich habe keine Freude mehr an meinen Hobbies und schaffe es kaum noch, in die Arbeit zu gehen. Zu Treffen mit Freunden kann ich mich gar nicht mehr aufraffen. Ich schaffe es auch nicht mehr, meinen Sport zu treiben. Wenn ich nach Hause komme, lasse ich alles stehen und liegen und will nur noch ins Bett. Dort liege ich aber dann oft lange wach, grüble über immer die gleichen Dinge und ohne zu einem Ergebnis zu kommen. In der Früh werde ich oft schon vor dem Wecker wach und fühle mich nicht ausgeruht, sondern total gestresst und wie unter Strom."
  Auf Nachfrage berichtet der Patient, dass er sich bei der Arbeit nur schlecht konzentrieren könne. Auch der Appetit sei schlechter. Das Selbstwertgefühl wird als normal beschrieben, Schuldgefühle, unrealistisch pessimistische Zukunftserwartungen und Suizidgedanken seien bisher nicht aufgetreten.

In dem Fallbeispiel wird ein depressives Syndrom beschrieben.

Prüfung nach ICD-10
Für die Diagnose einer depressiven Episode gemäß ICD-10: F32 müssen folgende definierte Haupt- und Zusatzsymptome geprüft werden:

Hauptsymptome

- Depressive, gedrückte Stimmung
- Interessenverlust und Freudlosigkeit
- Verminderung des Antriebs mit erhöhter Ermüdbarkeit (oft selbst nach kleinen Anstrengungen) und Aktivitätseinschränkung

Zusatzsymptome

- Verminderte Konzentration und Aufmerksamkeit
- Vermindertes Selbstwertgefühl und Selbstvertrauen
- Schuldgefühle und Gefühle von Wertlosigkeit
- Negative und pessimistische Zukunftsperspektiven
- Suizidgedanken, erfolgte Selbstverletzung oder Suizidhandlungen
- Schlafstörungen
- Verminderter Appetit

Zur Diagnosestellung einer depressiven Störung gemäß ICD-10: F32 und der Bestimmung des Schweregrads sind die folgenden diagnostischen Kriterien maßgeblich:

Symptome: Mindestens zwei Hauptsymptome (bei einer schweren Episode: drei Hauptsymptome) müssen über mindestens zwei Wochen vorgelegen haben. (Kürzere Zeiträume können berücksichtigt werden, wenn die Symptome ungewöhnlich schwer oder schnell aufgetreten sind.).

Schweregradbestimmung: Die Patienten leiden zusätzlich zu den Hauptsymptomen unter mindestens zwei (leichte Episode, F32.0), drei bis vier (mittelgradige Episode, F32.1) bzw. mehr als vier (schwere Episode, F32.2) Zusatzsymptomen.

Bei unserem Patienten liegen drei Hauptsymptome und drei Zusatzsymptome vor.

Ergebnis: Es ist von der Diagnose einer mittelgradigen depressiven Episode (ICD-10: F32.1) auszugehen.

Cave

Auch bestimmte körperliche Erkrankungen oder Medikamente können einzelne Symptome einer Depression hervorrufen (z. B. Schilddrüsenfunktionsstörungen, bestimmte Autoimmunerkrankungen, bestimmte Blutdruckmittel, Steroidhormone, bestimmte Medikamente gegen Tuberkulose). Deshalb ist es wichtig, im Rahmen der Depressionsdiagnostik auch das mögliche Vorliegen körperlicher Erkrankungen bzw. die Einnahme bestimmter Medikamente abzuklären, da in diesem Fall primär die ursächliche körperliche Erkrankung behandelt bzw. die Medikation nach Möglichkeit umgestellt werden müsste. Aus diesem Grund ist vor Aufnahme einer ambulanten Psychotherapie durch nichtärztliche Psychotherapeuten eine ärztliche Untersuchung vorgeschrieben (ärztliches „Konsiliarverfahren").

Zusammenfassung

Der Übergang von psychischer Gesundheit zu psychischer Krankheit bzw. Störung ist fließend. Bei jedem Menschen treten im Verlauf seines Lebens psychische Symptome (Krankheitszeichen) wie Angst, gedrückte Stimmung oder Konzentrationsstörungen auf, die aber nicht zwangsläufig Ausdruck einer psychischen Erkrankung bzw. Störung sein müssen. Die Diagnosestellung erfordert Sorgfalt mit ausführlicher Befragung durch einen psychotherapeutischen bzw. ärztlichen Fachmann. Es muss insbesondere geklärt werden, welche einzelnen psychischen Symptome aufgetreten sind, in welchem Ausprägungsgrad und über welchen Zeitraum. Körperliche Erkrankungen, die ähnliche Symptome hervorrufen können, wie bei einer psychischen Störung, müssen ausgeschlossen oder aber medizinisch behandelt werden.

Als Betroffener sollten Sie darüber informiert werden, welche psychische Erkrankung bzw. Störung bei Ihnen festgestellt wurde. Nur wenn Sie wissen, an welcher konkreten Erkrankung Sie leiden, können Sie sich gezielt über mögliche Behandlungsmöglichkeiten und -alternativen informieren, z.B. auf Basis von Patientenleitlinien oder anderer Informationsquellen (vgl. Kap. 10). Bei den Patientenleitlinien handelt es sich um evidenzbasierte Empfehlungen in einer auch für medizinische Laien verständlichen Sprache, die es für verschiedene psychische und körperliche Erkrankungen gibt. Wenn feststeht, dass Sie an einer bestimmten Krankheit leiden, ist damit auch klar, dass Ihnen grundsätzlich eine Behandlung zu Lasten Ihrer Krankenversicherung zusteht.

In Deutschland werden sowohl psychische als auch körperliche Krankheiten nach den Vorgaben des Klassifikationssystems ICD („Internationale statistische Klassifikation der Krankheiten und verwandter Gesundheitsprobleme", aktuell Version ICD-10) diagnostiziert und in Arztbriefen, Psychotherapieanträgen, Arbeitsunfähigkeitsbescheinigungen etc. verschlüsselt. Im Bereich der Gesetzlichen Krankenversicherungen ist die Verschlüsselung von Diagnosen nach der Systematik der ICD verpflichtend.

3

Wer kann mir helfen?

Im Vorfeld einer Psychotherapie stellen sich viele Fragen: Auf wen werde ich treffen, wenn ich mich entschlossen habe, mir psychotherapeutische Unterstützung zu holen? Was bedeutet eigentlich „Psychotherapeut"? Welche beruflichen Qualifikationen haben Psychotherapeuten?

Wenn die Diagnose einer behandlungsbedürftigen psychischen Störung im Raum steht bzw. bereits bestätigt wurde, stellt sich für Sie die Frage, an wen Sie sich zur Behandlung wenden können. In diesem Kapitel beschreiben wir, bei wem Sie sich psychotherapeutische Hilfe holen können und welche beruflichen bzw. fachlichen Qualifikationen die Anbieter von Psychotherapie jeweils haben.

Wir erleben als Psychotherapeuten sehr häufig, dass Patienten ihre Therapeuten entweder auf Empfehlung ihres Hausarztes finden – oftmals in Form eines in die Hand gedrückten Zettels mit einer (in der Regel veralteten) Therapeutenliste mit Telefonnummern – oder durch persönliche Empfehlung von anderen Patienten oder deren Angehörigen. Wenn man als Patient großes Glück hat, greift der Hausarzt auch zum Telefon und bemüht sich, über „Vitamin B" einen möglichst zeitnahen Termin für seinen Patienten zu erhalten.

Welche Unterstützungsmöglichkeiten es bei der Therapeutensuche für Sie als Patient gibt, beschreiben wir ausführlich im Kap. 7. Sie sollten als Patient aber zunächst zumindest in groben Zügen wissen, wer überhaupt Psychotherapie anbieten (und gegenüber der Krankenkasse abrechnen) darf, auf welche Berufsgruppen Sie in einer Psychotherapie treffen können und welche Qualifikation Ihr potenzielles Gegenüber hat.

© Der/die Autor(en), exklusiv lizenziert an Springer-Verlag GmbH, DE, ein Teil von
Springer Nature 2023
C. Schlesiger, K. Schlesiger, *Psychotherapie-Kompass*,
https://doi.org/10.1007/978-3-662-66007-2_3

3.1   Hilfe durch Richtlinientherapie

Wenn wir im Folgenden von Psychotherapie sprechen, meinen wir damit nicht ein 10- bis 20-minütiges Gespräch mit dem Psychiater oder Hausarzt oder eine einfache Beratung, sondern Psychotherapie in der Form, wie sie in der sog. Psychotherapie-Richtlinie des Gemeinsamen Bundesausschusses definiert ist. (Auf diese Psychotherapie-Richtlinie gehen wir im Kap. 5 noch näher ein.) Kurz zusammengefasst definiert die Psychotherapie-Richtlinie u. a. die zugelassenen, nachweislich wirksamen Psychotherapieverfahren, die Höchstgrenzen der Psychotherapiestunden im jeweiligen Psychotherapieverfahren und (über einen Verweis auf die sog. Psychotherapie-Vereinbarung) auch die beruflichen Mindestqualifikationen der Psychotherapeuten.

Die Richtlinientherapie hat, verglichen mit anderen Gesprächs- oder Beratungsangeboten (z. B. psychiatrisches Gespräch, hausärztliche Beratung usw.), wesentlich höhere Anforderungen sowohl an die Inhalte der Psychotherapie selbst als auch an die Qualifikation der Psychotherapeuten. Entsprechend können auch nur bestimmte Behandler eine Richtlinientherapie anbieten bzw. gegenüber den Krankenkassen abrechnen.

Momentan bieten hauptsächlich zwei Berufsgruppen Richtlinientherapie an:

- „Psychologische Psychotherapeuten" (in der Regel Diplom-Psychologen)
- „Ärztliche Psychotherapeuten" (Ärzte mit spezieller Facharzt- oder Zusatzweiterbildungsqualifikation, die überwiegend oder auch Psychotherapie anbieten)

Worin bestehen die Unterschiede zwischen Psychologischen Psychotherapeuten und ärztlichen Psychotherapeuten (psychotherapeutisch tätigen Ärzten)?

Der erste und grundlegende Unterschied zwischen einem Psychologischen Psychotherapeuten und einem ärztlichen Psychotherapeuten besteht darin, dass die berufliche „Grundausbildung" eines Psychologischen Psychotherapeuten in Form eines Diplomstudiums der Psychologie erfolgt, während ein ärztlicher Psychotherapeut ein abgeschlossenes Medizinstudium hinter sich hat. Weder ein fertiger Diplom-Psychologe noch ein Medizinstudent nach dem dritten Staatsexamen sind allerdings direkt nach dem Studium fachlich dazu in der Lage und formal befugt, als Psychotherapeut zu arbeiten und eine ambulante Richtlinientherapie zu Lasten der Gesetzlichen Krankenversicherung durchzuführen. Beide benötigen nach dem Studium im Hinblick auf die spätere psychotherapeutische Tätigkeit eine mehrjährige und umfangreiche Aus- bzw. Weiterbildung.

3.1.1 Psychologische Psychotherapeuten

Bis zur Reform der Psychotherapeutenausbildung im Jahr 2019 mussten Psychologen, die zu Lasten der Gesetzlichen Krankenversicherung Richtlinientherapie anbieten wollten, einen langen und (zeitlich wie finanziell) beschwerlichen Weg gehen. Zunächst war eine bestandene Abschlussprüfung im Studiengang Psychologie, die das Fach Klinische Psychologie einschloss, nachzuweisen (Regelstudiendauer zehn Semester). Damit wurde der Abschluss Diplom-Psychologe (Dipl.-Psych.) erreicht. Im Anschluss an das Diplom-Studium war dann eine mehrjährige berufsbegleitende psychotherapeutische Ausbildung in Ausbildungseinrichtungen an Universitäten oder an staatlich anerkannten privaten Ausbildungsinstituten zu absolvieren (Vollzeit mind. drei Jahre, Teilzeit mind. fünf Jahre), in der lediglich unter Supervision Patientenbehandlungen als „Psychologe in Ausbildung" durchgeführt wurden. Erst mit Abschluss dieser Psychotherapieausbildung konnte die staatliche Approbation[1] und damit die Erlaubnis zur selbstständigen Durchführung von Psychotherapie als Psychologischer Psychotherapeut beantragt werden. Die Ausbildung zum Psychologischen Psychotherapeuten dauerte daher bis zur Reform der Psychotherapeutenausbildung in der Regel mind. acht Jahre. Abb. 3.1 zeigt zusammenfassend den entsprechenden Weg zur Qualifikation als Psychologischer Psychotherapeut.

3.1.2 Ärztliche Psychotherapeuten

Ärzte können die staatliche Approbation bereits nach Abschluss des Medizinstudiums (Regelstudienzeit zwölf Semester) beantragen. Sie können dann zwar bereits grundsätzlich als Arzt tätig werden, allerdings noch nicht als (ärztliche) Psychotherapeuten zu Lasten der Gesetzlichen Krankenversicherung abrechnen. Hierfür sind definierte ärztliche Weiterbildungen erforderlich.

---

[1] Staatliche Erlaubnis zur Ausübung des Berufs als Arzt, Zahnarzt, (Psychologischer) Psychotherapeut, Kinder- und Jugendlichenpsychotherapeut, Apotheker oder Tierarzt.

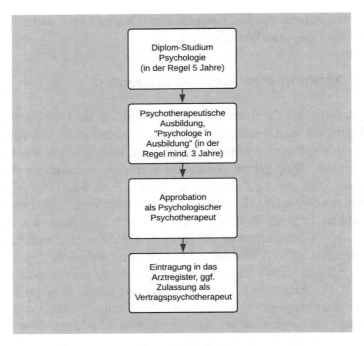

Abb. 3.1 Ausbildung zum „Psychologischen Psychotherapeuten"

Für ärztliche Psychotherapeuten, die eine Richtlinientherapie anbieten wollen, wird aktuell eine der folgenden Weiterbildungsqualifikationen vorausgesetzt:

- Facharzt für Psychiatrie und Psychotherapie (Weiterbildungszeit fünf Jahre)
- Facharzt für Psychosomatische Medizin und Psychotherapie (Weiterbildungszeit fünf Jahre)
- Ärztliche Zusatzweiterbildung Psychotherapie oder Psychoanalyse

Eine ärztliche Zusatzweiterbildung „Psychotherapie" setzt voraus, dass der Arzt bereits eine Facharztqualifikation in einem Gebiet der unmittelbaren Patientenversorgung (z. B. Facharzt für Allgemeinmedizin) besitzt. Die Zusatzweiterbildungsqualifikation Psychoanalyse kann ein Arzt „on top" erwerben mit einer vorhandenen Facharztanerkennung für

- Psychiatrie und Psychotherapie oder
- Psychosomatische Medizin und Psychotherapie oder
- Kinder- und Jugendpsychiatrie und -psychotherapie oder
- Facharztanerkennung in einem Gebiet der unmittelbaren Patientenversorgung und abgeschlossene Zusatz-Weiterbildung Psychotherapie

Abb. 3.2 zeigt zusammenfassend mögliche Wege zur Qualifikation als ärztlicher Psychotherapeut.

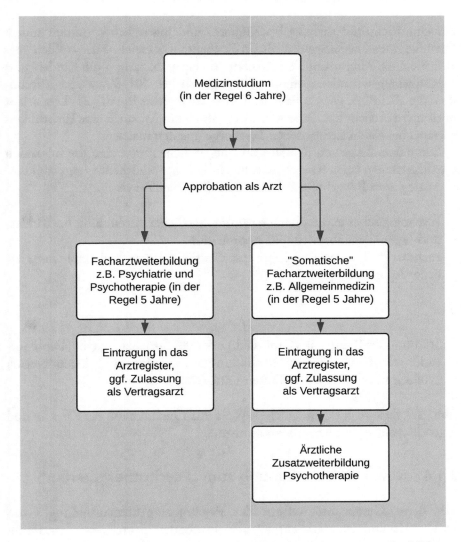

Abb. 3.2 Mögliche Facharztqualifikationen bzw. ärztliche Zusatzweiterbildungsqualifikationen ärztlicher Psychotherapeuten (psychotherapeutisch tätige Ärzte)

Was der Arzt im Einzelnen im Rahmen seiner Weiterbildung an Kenntnissen, Erfahrungen und Fertigkeiten erwerben muss, bestimmt die jeweilige Landesärztekammer in Form einer ärztlichen Weiterbildungsordnung, die sich in der Regel an der (Muster-)Weiterbildungsordnung der Bundesärztekammer orientiert.

3.1.3 Sonderfall Kinder- und Jugendlichenpsychotherapeuten

Für eine Richtlinientherapie bei Kindern- und Jugendlichen werden andere Qualifikationen vorausgesetzt als im Erwachsenenbereich. Hier werden speziell für diese Altersgruppe qualifizierte Therapeuten tätig – die Kinder- und Jugendlichenpsychotherapeuten. Als Jugendlicher im Sinne der Psychotherapie-Richtlinie gilt ein Patient, der bei Therapiebeginn das 21. Lebensjahr noch nicht erreicht hat. Patienten ab 18 Jahren können auch eine Richtlinientherapie bei einem Erwachsenen-Psychotherapeuten machen.

Die Behandlung von Kindern und Jugendlichen setzt eine der folgenden Qualifikationen beim Kinder- und Jugendlichenpsychotherapeuten voraus: Analog zum Erwachsenenbereich eine Qualifikation als

- Psychologischer Psychotherapeut mit zusätzlicher Ausbildung im Kinder- und Jugendlichenbereich und Approbation
- Facharzt für Kinder- und Jugendpsychiatrie und -psychotherapie mit ärztlicher Approbation

oder

- Studium der Pädagogik (Dipl.-Päd.) oder der Sozialpädagogik (Dipl.-Soz. Päd.) mit anschließender Ausbildung im Kinder- und Jugendbereich (Vollzeit mind. drei Jahre, Teilzeit mind. fünf Jahre)

Abb. 3.3 fasst zwei der möglichen Wege zur Qualifikation als Kinder- und Jugendlichenpsychotherapeut zusammen.

3.1.4 Neu: Direktausbildung zum „Psychotherapeuten"

Mit dem „Gesetz zur Reform der Psychotherapeutenausbildung" vom 15.11.2019 und dem darin enthaltenen „Psychotherapeutengesetz" wurde ein großer Umbruch in der Ausbildung von Psychotherapeuten eingeleitet.

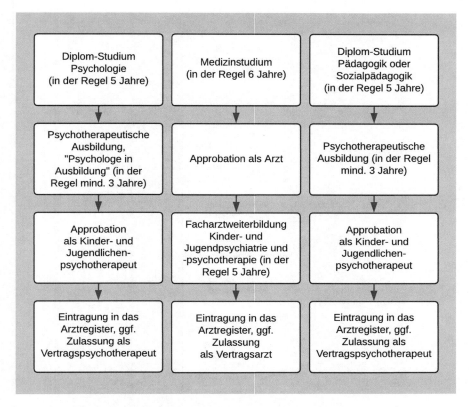

Abb. 3.3 Mögliche Varianten einer Ausbildung zum „Kinder- und Jugendlichenpsychotherapeuten"

Neben dem „Psychologischen Psychotherapeuten" und dem „ärztlichen Psychotherapeuten" (psychotherapeutisch tätigem Arzt) gibt es nun die neue Berufsbezeichnung „Psychotherapeut" (ohne „psychologisch"). Um künftig als Psychotherapeut tätig zu werden und Richtlinientherapie anzubieten, kann man nun ein Direktstudium zur Ausbildung in der Psychotherapie absolvieren, das aus einem 3-jährigen Bachelor- und einem 2-jährigen Masterstudium besteht und mit einer staatlichen psychotherapeutischen Prüfung abgeschlossen wird. Danach kann ebenfalls die staatliche Approbation beantragt werden. Um zu Lasten der Gesetzlichen Krankenversicherung Psychotherapie anzubieten, müssen Absolventen des Direktstudiums anschließend eine Weiterbildung als „Psychotherapeuten in Weiterbildung (PiW)" durchlaufen. Mit Abschluss dieser Weiterbildung sind die künftigen „Psychotherapeuten" dann ebenfalls berechtigt, sich ins Arztregister eintragen zu lassen und einen Antrag auf Zulassung zur ambulanten psychotherapeutischen Versorgung im System der Gesetzlichen Krankenversicherung zu stellen.

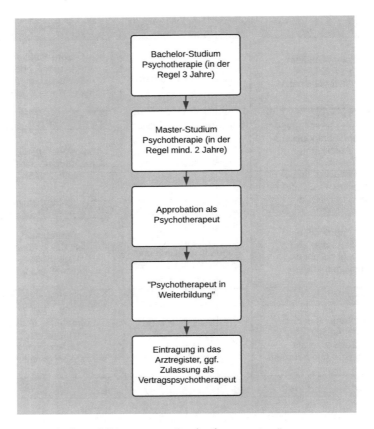

Abb. 3.4 Neue Direktausbildung zum „Psychotherapeuten"

Der 2019 neu geschaffene Weg zur Qualifikation als Psychotherapeut in Form einer „Direktausbildung" ist in Abb. 3.4 zusammengefasst.

Die Psychotherapie unter der Berufsbezeichnung „Psychotherapeut" weiterhin ausüben dürfen laut aktuellem Psychotherapeutengesetz die o. g. Berufsgruppen

- Psychologische Psychotherapeuten
- Kinder- und Jugendlichenpsychotherapeuten
- Ärzte (ärztliche Psychotherapeuten)

Zusammenfassend stellt Abb. 3.5 noch einmal in einer gemeinsamen Übersicht dar, welche beruflichen (Grund-)Qualifikationen die verschiedenen „Anbieter" von Richtlinien-Psychotherapie haben können.

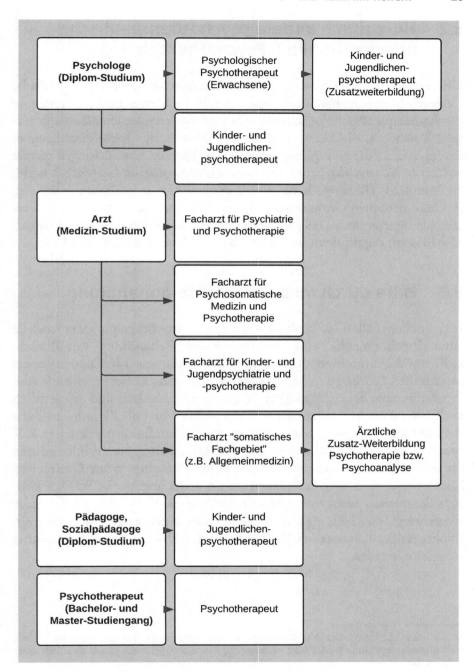

Abb. 3.5 Mögliche berufliche (Grund-)Qualifikationen der „Anbieter" von Richtlinientherapie

3.2   Hilfe durch andere psychotherapeutische Interventionen („Psychotherapie-Light")

Neben einer Richtlinientherapie können Patienten auch psychotherapeutische Gesprächsleistungen bzw. Beratungen bei z. B. Fachärzten für Psychiatrie und Psychotherapie, Psychologischen Psychotherapeuten oder Hausärzten in Anspruch nehmen, die kürzer sind als eine 50-minütige Richtlinientherapiesitzung und an die geringere qualitative bzw. formale Anforderungen gestellt werden (z. B. psychiatrisches oder psychotherapeutisches Gespräch à mind. 10 Minuten). Hausärzte können sich darüber hinaus im Rahmen der sog. psychosomatischen Grundversorgung[2] qualifizieren und dann Gespräche als „verbale Interventionen bei psychosomatischen Krankheitszuständen" (mind. 15 Minuten) durchführen und gegenüber den Krankenkassen abrechnen.

3.3   Hilfe durch medikamentöse Behandlung

In manchen Fällen ist zusätzlich zu einer Psychotherapie oder anstelle einer Psychotherapie eine medikamentöse Behandlung erforderlich, z. B. durch Antidepressiva. Für die Verordnung von Medikamenten bei psychischen Störungen ist insbesondere der Facharzt für Psychiatrie und Psychotherapie der richtige Ansprechpartner. Außerdem sind gelegentlich auch „Nervenärzte" (ehemaliger Facharzt für Nervenheilkunde) in diese Behandlung involviert. Medikamente zur Behandlung psychischer Störungen werden häufig aus Zeit- bzw. Dringlichkeitsgründen initial durch die behandelnden Hausärzte verordnet, beispielsweise wenn Wartezeiten für einen psychiatrischen Facharzttermin nicht abgewartet werden können. Spätestens, wenn eine medikamentöse Behandlung (in ausreichender Dosierung) innerhalb einiger Wochen nicht einen deutlichen positiven Effekt zeigt, sollte aber nach Möglichkeit eine fachärztliche Mitbehandlung eingeleitet werden.

---

[2] Psychosomatische Grundversorgung: Basisdiagnostik und -versorgung von Patienten mit psychischen, somatoformen, psychosomatischen oder somatopsychischen Störungen durch primär somatisch orientierte Ärzte.

3.4   Hilfe durch andere Berufe/Qualifikationen mit psychotherapeutischem Bezug

Insbesondere in psychiatrischen oder psychosomatischen Kliniken oder Rehabilitationseinrichtungen findet man Therapeuten mit anderen fachlichen Qualifikationen. Dies sind z. B. der Kunsttherapeut, der Ergotherapeut oder der Musiktherapeut. Diese sind meist nicht in eigener Praxis ambulant tätig, sondern als therapeutische Ergänzung des interdisziplinären Teams gemeinsam mit Psychologischen Psychotherapeuten und Ärzten.

3.5   Sonderfall Heilpraktiker für Psychotherapie

In Deutschland benötigen Psychotherapeuten, Ärzte und andere Heilberufe für ihre berufliche Tätigkeit am Patienten eine staatliche Erlaubnis – die Approbation (früher: Bestallung).

Was bedeutet „Approbation"?
Bevor ein Psychotherapeut bzw. Arzt auf die Menschheit „losgelassen" wird (also die Heilkunde ausüben darf), braucht er (genau wie Zahnärzte, Apotheker und Tierärzte) eine staatliche Anerkennung – die Approbation. Sie soll sicherstellen, dass derjenige, der eine bestimmte Berufsbezeichnung führt und die Heilkunde ausübt, bestimmte persönliche Mindestanforderungen erfüllt. Für die Heilberufe gelten übergreifend grundsätzlich folgende Voraussetzungen:

- Einheitliche schriftliche Prüfung, mündliche Prüfung,
- kein Verhalten, das auf Unwürdigkeit oder Unzuverlässigkeit hinsichtlich der Berufsausübung hinweist,
- gesundheitliche Eignung,
- ausreichende deutsche Sprachkenntnisse.

Die Erteilung einer staatlichen Approbation bedeutet nicht gleichzeitig eine Berechtigung zur Abrechnung bestimmter psychotherapeutischer oder ärztlicher Leistungen gegenüber den Krankenkassen, sondern lediglich die Erlaubnis, in Deutschland unter der Berufsbezeichnung Psychotherapeut, Psychologischer Psychotherapeut, Arzt usw. die Heilkunde auszuüben. Die Approbation kann man auch wieder verlieren, beispielsweise wenn aufgrund einer Straftat ersichtlich ist, dass bei der entsprechenden Person eine Unwürdigkeit oder Unzuverlässigkeit zur Ausübung des Berufs vorliegt.

Laut „Gesetz über die berufsmäßige Ausübung der Heilkunde[3] ohne Bestallung (Heilpraktikergesetz)" gibt es hiervon eine Ausnahme. Dort heißt es sinngemäß, dass die Ausübung der Heilkunde, ohne als Arzt bestallt zu sein, nur dann erlaubt (und damit nicht strafbar) ist, wenn eine Erlaubnis nach Maßgabe definierter „Durchführungsbestimmungen" erteilt wurde. Der Inhaber einer entsprechenden Erlaubnis hat dann die Berufsbezeichnung „Heilpraktiker" zu führen.

In der entsprechenden Durchführungsverordnung zum Heilpraktikergesetz[4] wird definiert, wer eine Erlaubnis, als Heilpraktiker tätig zu sein, nicht erhält:

(1) Die Erlaubnis wird nicht erteilt,

> a) wenn der Antragsteller das 25. Lebensjahr noch nicht vollendet hat,
> b) wenn er nicht die deutsche Staatsangehörigkeit besitzt,[5]
> c) (weggefallen)
> d) wenn er nicht mindestens eine abgeschlossene Volksschulbildung nachweisen kann,
> e) (weggefallen)
> f) wenn sich aus Tatsachen ergibt, dass ihm die sittliche Zuverlässigkeit[6] fehlt, insbesondere, wenn schwere strafrechtliche oder sittliche Verfehlungen vorliegen,
> g) wenn er in gesundheitlicher Hinsicht zur Ausübung des Berufs ungeeignet ist,
> h) wenn mit Sicherheit anzunehmen ist, dass er die Heilkunde neben einem anderen Beruf ausüben wird,[7]
> i) wenn sich aus einer Überprüfung der Kenntnisse und Fähigkeiten des Antragstellers durch das Gesundheitsamt, die auf der Grundlage von Leitlinien zur Überprüfung von Heilpraktikeranwärtern durchgeführt wurde, ergibt, dass die Ausübung der Heilkunde durch den Betreffenden eine Gefahr für die Gesundheit der Bevölkerung oder für die ihn aufsuchenden Patientinnen und Patienten bedeuten würde.

---

[3] Als Heilkunde wird im Heilpraktikergesetz „jede berufs- oder gewerbsmäßig vorgenommene Tätigkeit zur Feststellung, Heilung oder Linderung von Krankheiten, Leiden oder Körperschäden bei Menschen" bezeichnet.

[4] „Erste Durchführungsverordnung zum Gesetz über die berufsmäßige Ausübung der Heilkunde ohne Bestallung (Heilpraktikergesetz)" vom 18.02.1939, zuletzt geändert am 22.03.2018, Quelle: https://www.gesetze-im-internet.de/heilprgdv_1/BJNR002590939.html.

[5] Die Voraussetzung der deutschen Staatsangehörigkeit wurde vom BVerfG inzwischen als nichtig erklärt.

[6] Die „sittliche Zuverlässigkeit" ist nach Feststellung des BVerwG als berufliche Zuverlässigkeit zu verstehen, weshalb es darauf ankomme, ob die betreffende Person die Gewähr für eine ordnungsgemäße Ausübung der Heilkunde bietet.

[7] Das Verbot der Doppeltätigkeit ist nach Auffassung des BVerwG mit dem Grundgesetz nicht vereinbar und deshalb inzwischen als nichtig erklärt worden.

Anders als bei einer Fachprüfung, beispielsweise einem staatlichen Examen wie dem medizinischen Staatsexamen oder einer Facharztprüfung, stellt die Prüfung eines Heilpraktikeranwärters demnach lediglich eine medizinische „Unbedenklichkeitsprüfung" dar. Die Prüfung erfolgt auch nicht durch fachliche Experten, beispielsweise erfahrene Psychotherapeuten oder Fachärzte, sondern durch Amtsärzte, die in der Regel Fachärzte für Öffentliches Gesundheitswesen sind.

Heilpraktikeranwärter können entweder eine Erlaubnis zur Ausübung der Heilkunde ohne Einschränkung beantragen oder eine auf das Gebiet der Psychotherapie begrenzte Erlaubnis. Im letzteren Fall bezieht sich die Prüfung des Amtsarztes lediglich auf das Vorhandensein von Kenntnissen in einem Psychotherapieverfahren. Heilpraktiker mit einer auf das Gebiet der Psychotherapie begrenzten Erlaubnis zur Ausübung der Heilkunde nennen sich in der Regel „Heilpraktiker für Psychotherapie".

In Abb. 3.6 ist der Weg zur Erlaubnis, als Heilpraktiker tätig zu werden, grob zusammengefasst.

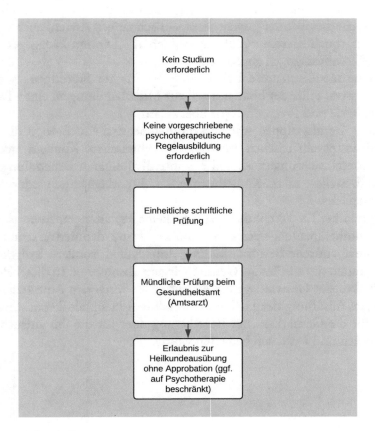

Abb. 3.6 Heilpraktiker

Zusammenfassung

Wer in Deutschland die Psychotherapie unter der Berufsbezeichnung „Psychotherapeut" ausüben darf, ist im Gesetz über den Beruf der Psychotherapeutin und des Psychotherapeuten (Psychotherapeutengesetz) definiert.

Die Psychotherapieform mit den höchsten qualitativen Anforderungen stellt die sog. Richtlinientherapie dar (Vorgaben der Psychotherapie-Richtlinie des Gemeinsamen Bundesausschusses). Richtlinientherapie wird derzeit von approbierten Psychologischen Psychotherapeuten (Diplom-Psychologen) und ärztlichen Psychotherapeuten (Ärzte mit bestimmten Facharztqualifikationen oder Zusatzweiterbildungsqualifikationen) angeboten. Künftig wird Richtlinientherapie darüber hinaus auch von approbierten Absolventen des 2019 neu eingeführten Direktstudiums zum „Psychotherapeuten" (Bachelor- und Masterstudium) angeboten werden können.

Eine Richtlinientherapie für Kinder- und Jugendliche wird neben entsprechend zusatzqualifizierten Psychologischen Psychotherapeuten oder ärztlichen Psychotherapeuten (psychotherapeutisch tätigen Ärzten) auch von entsprechend qualifizierten und approbierten Diplom-Pädagogen bzw. Diplom-Sozialpädagogen angeboten.

Für eine medikamentöse Behandlung psychischer Störungen, z. B. mit Antidepressiva, sollte der Hausarzt ggf. zur Mitbehandlung an einen Facharzt für Psychiatrie und Psychotherapie überweisen.

Weitere Berufsgruppen mit psychotherapeutischem Bezug, die überwiegend in psychiatrischen oder psychosomatischen Kliniken oder Rehabilitationseinrichtungen als Teil des interdisziplinären Behandlungsteams tätig sind, stellen z. B. Kunsttherapeuten, Ergotherapeuten oder Musiktherapeuten dar.

Heilpraktiker für Psychotherapie sind keine Psychotherapeuten im Sinne des Psychotherapeutengesetzes. Sie müssen keine definierte, strukturierte psychotherapeutische Berufsausbildung durchlaufen, sondern lediglich eine Prüfung durch das zuständige Gesundheitsamt absolvieren. In dieser Prüfung ist nach aktueller Gesetzeslage im Wesentlichen durch den Amtsarzt zu prüfen, ob die Ausübung der Heilkunde durch den Heilpraktikeranwärter eine Gefahr für die Gesundheit der Bevölkerung oder für die ihn aufsuchenden Patientinnen und Patienten bedeuten würde.

4

Wird meine Psychotherapie bezahlt?

Bei Beginn einer Psychotherapie sollte klar sein, wer die Kosten für die Behandlung übernimmt. Vereinfacht kann man sagen, dass die Kosten dann von der Krankenkasse übernommen werden,

- wenn es sich um eine Psychotherapie in einem Verfahren handelt, das seine therapeutische Wirksamkeit nachgewiesen hat und damit als sog. Richtlinienverfahren gemäß Psychotherapie-Richtlinie[1] anerkannt wurde und
- wenn die Psychotherapie bei einem Psychotherapeuten durchgeführt wird, der seine Qualifikation in diesem Verfahren nachgewiesen hat.

Diese Voraussetzungen müssen kumulativ erfüllt sein. Wenn eine Psychotherapie nicht bezahlt wird, bedeutet dies also in der Regel im Umkehrschluss, dass entweder die durchgeführte psychotherapeutische Methode ihre therapeutische Wirksamkeit nicht (ausreichend) nachgewiesen hat oder dass der Psychotherapeut nicht ausreichend qualifiziert ist. Wenn wir im Folgenden über die Kostenübernahme für eine Psychotherapie sprechen, ist damit eine Psychotherapie in einem der folgenden, anerkannten (und nachgewiesen wirksamen) Richtlinienverfahren gemeint:

---

[1] Richtlinie des Gemeinsamen Bundesausschusses über die Durchführung der Psychotherapie (Psychotherapie-Richtlinie), Download möglich über die Webseiten des Gemeinsamen Bundesausschusses unter https://www.g-ba.de/richtlinien/20/.

1. Psychoanalytisch begründete Verfahren (analytische Psychotherapie oder tiefenpsychologisch fundierte Psychotherapie)
2. Verhaltenstherapie
3. Systemische Therapie

Auf die erforderlichen Qualifikationen von ärztlichen und nicht-ärztlichen Psychotherapeuten sind wir bereits ausführlich im Kap. 3 eingegangen. Im Hinblick auf die Kostenübernahme von Psychotherapie durch die Krankenkassen bzw. andere Kostenträger sind vor allem von Bedeutung:

- Approbation[2] des Psychotherapeuten
- Eintragung in das Arztregister[3] der zuständigen Kassenärztlichen Vereinigung
- Ggf. Zulassung als Vertragspsychotherapeut/Vertragsarzt („Kassensitz")

Wer als Psychotherapeut die Approbation erhalten und den erfolgreichen Abschluss einer einschlägigen psychotherapeutischen Weiterbildung nachgewiesen hat,[4] kann sich in das sog. Arztregister der zuständigen Kassenärztlichen Vereinigung eintragen lassen. Eingetragen werden u. a. die relevanten Angaben zur Berufsbezeichnung und den speziellen Qualifikationen des Psychotherapeuten, z. B. „Psychologischer Psychotherapeut" oder „Psychotherapeut", „Verhaltenstherapie" und zu einer ggf. erfolgten Zulassung als Vertragspsychotherapeut bzw. Vertragsarzt bei ärztlichen Psychotherapeuten.

Exkurs: Behandlungsvertrag

Wie auch bei jeder ärztlichen Behandlung, gehen Sie durch die Aufnahme einer Psychotherapie mit dem Psychotherapeuten automatisch einen Behandlungsvertrag im Sinne des Bürgerlichen Gesetzbuches (BGB) ein. Der Behandlungsvertrag verpflichtet auf der einen Seite den Psychotherapeuten, Sie nach dem aktuellen fachlichen Standard (im Sinne einer fachlichen Mindestqualität) zu behandeln und auf der anderen Seite Sie, die Kosten der Behandlung zu tragen.[5] Als gesetzlich Krankenversicherter übernimmt die Krankenkasse diese Zahlungsverpflichtung, nachdem Sie durch Vorlage Ihrer Krankenversicherungskarte (elektronische Gesundheitskarte,

---

[2] Staatliche Erlaubnis zur Ausübung des Berufes als Arzt, Psychotherapeut, Zahnarzt etc.

[3] Von der jeweils zuständigen Kassenärztlichen Vereinigung geführte Liste, in der für jeden Zulassungsbezirk insbesondere die Ärzte und Psychotherapeuten eingetragen sind, die eine Zulassung besitzen (oder diese beantragt haben) bzw. die eine Approbation als Psychotherapeut besitzen und den erfolgreichen Abschluss einer einschlägigen Qualifikation nachgewiesen haben.

[4] Voraussetzung für die Eintragung von Psychotherapeuten in das Arztregister gemäß § 95c SGB V.

[5] Vertragstypische Pflichten beim Behandlungsvertrag gemäß § 630a SGB V, downloadbar über die Seiten des Bundesministeriums der Justiz unter http://www.gesetze-im-internet.de/bgb/.

eGK) die Mitgliedschaft in einer Gesetzlichen Krankenversicherung gegenüber dem Psychotherapeuten nachgewiesen haben.

Grundsätzlich hat der Arzt/Psychotherapeut, mit dem Sie einen Behandlungsvertrag abschließen, neben der Verpflichtung, Sie gemäß dem aktuellen fachlichen Standard zu behandeln, auch die Pflicht, Sie über etwaige Kosten der Behandlung, die von Ihnen persönlich zu tragen sind, aufzuklären. Das nennt man „wirtschaftliche Aufklärung". Bei der wirtschaftlichen Aufklärung handelt es sich um eine Schutzpflicht aus dem Behandlungsvertrag, die den Zweck hat, Sie als Patienten vor unerwarteten finanziellen Belastungen zu schützen.

4.1 Kostenübernahme bei gesetzlich Krankenversicherten

Richtlinientherapie gehört grundsätzlich zum Leistungskatalog der Gesetzlichen Krankenversicherung. Sie müssen als Patient vor dem Termin beim Psychotherapeuten keinen Arzt (z. B. Hausarzt) aufsuchen. Sie können als gesetzlich Krankenversicherter – ohne Überweisung und nur mit Ihrer Krankenversicherungskarte – direkt zu einem zugelassenen Psychotherapeuten gehen und bei diesem eine psychotherapeutische Sprechstunde bzw. ggf. eine Richtlinientherapie in Anspruch nehmen. „Zugelassener Psychotherapeut" bedeutet, dass dieser als Vertragsarzt bzw. -psychotherapeut nach erfolgter Approbation die Erlaubnis erhalten (und die Verpflichtung übernommen) hat, gesetzlich Krankenversicherte zu behandeln (Psychotherapeut mit „Kassensitz").

Hintergrundinformationen

Wer als Psychotherapeut eine Richtlinientherapie zu Lasten der Gesetzlichen Krankenversicherung durchführen möchte, benötigt grundsätzlich eine Zulassung als Vertragspsychotherapeut bzw. Vertragsarzt („Kassenzulassung"). Hierfür muss sich der Psychotherapeut bei dem zuständigen Zulassungsausschuss um einen „Kassensitz" bewerben. In der Regel handelt es sich hierbei um eine Nachbesetzung nach Ausscheiden des bisherigen Vertragspsychotherapeuten bzw. Vertragsarztes. Meist bewerben sich mehrere Psychotherapeuten/Ärzte um einen Kassensitz. Ziel des Zulassungsverfahrens ist es, den am besten geeigneten/qualifizierten Bewerber auszuwählen.

Der vom Zulassungsausschuss zugelassene Psychotherapeut erwirbt mit der Zulassung einerseits das Abrechnungsprivileg gegenüber der Gesetzlichen Krankenversicherung, übernimmt aber andererseits auch die Verpflichtung, seinem psychotherapeutischen Versorgungsauftrag in einem bestimmten zeitlichen Mindestumfang nachzukommen. Hierzu gehören sowohl Psychotherapien im eigentlichen Sinne als auch das Angebot psychotherapeutischer Sprechstunden und der persönlichen telefonischen Erreichbarkeit.

Zugelassene Psychotherapeuten müssen sicherstellen, dass ihre Praxis (z. B. für eine Terminvereinbarung) telefonisch erreichbar ist. Die telefonische Erreichbarkeit ist definiert. Psychotherapeuten mit vollem Versorgungsauftrag („ganzer Kassensitz") müssen mindestens 200 Minuten pro Woche telefonisch erreichbar sein, Psychotherapeuten mit hälftigem Versorgungsauftrag („halber Kassensitz") mindestens 100 Minuten. Hierdurch soll ein niedrigschwelliger Zugang zur Psychotherapie ermöglicht werden.

Auch bei gesetzlich Krankenversicherten wird Psychotherapie allerdings nicht zeitlich unbegrenzt von den Krankenkassen bezahlt. Die Psychotherapie-Richtlinie sieht für die anerkannten Psychotherapieverfahren Höchstgrenzen vor, innerhalb derer in der Regel ein Behandlungserfolg erwartet werden kann und über die hinaus eine weitere Psychotherapie in diesem Verfahren nicht nochmals (bzw. erst wieder nach einer Wartezeit von zwei Jahren) von den Gesetzlichen Krankenkassen bezahlt werden muss. Bei der Verhaltenstherapie sind dies beispielsweise maximal 80 Stunden, bei der Systemischen Therapie maximal 48 Stunden, bei der tiefenpsychologisch fundierten Psychotherapie (bei Einzeltherapie) maximal 100 Stunden und bei der analytischen Psychotherapie (bei Einzeltherapie) maximal 300 Stunden (jeweils bei einer Therapie bei Erwachsenen). Wenn die Psychotherapie beendet ist, kann eine erneute Behandlung im gleichen Richtlinienverfahren in der Regel erst wieder nach frühestens zwei Jahren nach dem Ende der vorherigen Psychotherapie durchgeführt werden. Das Ende der Richtlinientherapie wird der Krankenkasse vom Psychotherapeuten mitgeteilt.

In den Abb. 4.1 und 4.2 werden die Höchstgrenzen gemäß Psychotherapie-Richtlinie in den einzelnen Richtlinienverfahren bei Erwachsenen bzw. bei Kindern und Jugendlichen zusammengefasst. Es werden folgende Abkürzungen verwendet: Analytische Psychotherapie (AP), tiefenpsychologisch fundierte Psychotherapie (TP), Verhaltenstherapie (VT), Systemische Therapie (ST).

> **Cave**
>
> Das Ende einer Richtlinientherapie muss der Krankenkasse von Seiten des Psychotherapeuten mitgeteilt werden. Abweichend hiervon wird bei einer Unterbrechung einer laufenden Richtlinientherapie von mehr als sechs Monaten davon ausgegangen, dass die Therapie beendet ist. In diesem Fall „verfallen" die restlichen genehmigten Sitzungen!

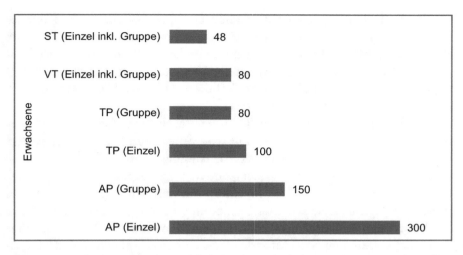

Abb. 4.1 Höchstgrenzen einer Richtlinientherapie bei Erwachsenen im jeweiligen Verfahren

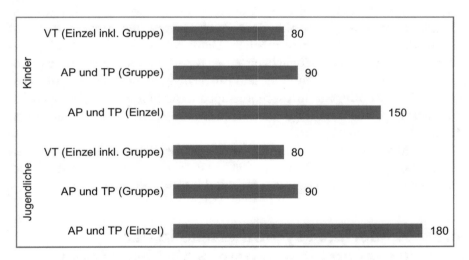

Abb. 4.2 Höchstgrenzen einer Richtlinientherapie bei Kindern bzw. Jugendlichen im jeweiligen Verfahren

Eine Ausnahme von der 2-jährigen Wartezeit auf eine erneute Richtlinientherapie im gleichen Verfahren stellt die sogenannte „Rezidivprophylaxe" („ausschleichende Behandlung" mit niedriger Behandlungsfrequenz) dar: Der Psychotherapeut kann im Zusammenhang mit dem Antrag auf eine Langzeittherapie mitteilen, dass eine gewisse Anzahl an Sitzungen als Rezidivprophylaxe gewertet werden soll. Die für die Rezidivprophylaxe vorgesehenen

Stunden sind allerdings keine zusätzlichen Therapiestunden, sondern Teil des Gesamtkontingents (innerhalb der Höchstgrenzen) und können bis zu zwei Jahre nach Abschluss der Langzeittherapie in Anspruch genommen werden. Das offizielle Therapieende der Richtlinientherapie verschiebt sich durch Sitzungen der Rezidivprophylaxe nicht. Auf die Rezidivprohylaxe wird auch im Abschn. 5.5 ausführlicher eingegangen.

Weitere Ausnahmen: Bereits sechs Monate nach dem offiziellen Therapieende können erneut psychotherapeutische Sprechstunden und bei Bedarf auch eine psychotherapeutische Akutbehandlung durchgeführt werden – auch bei dem bisherigen Psychotherapeuten. Wenn es nach Abschluss einer Richtlinientherapie, z. B. infolge einer unerwarteten psychischen Krise, neuerlicher psychotherapeutischer Behandlung bedarf, kann sich der Patient also bei seinem bisherigen Psychotherapeuten melden und – nach einer psychotherapeutischen Sprechstunde – ggf. eine psychotherapeutische Akutbehandlung in Anspruch nehmen, um zumindest eine Verbesserung auf Symptomebene zu erreichen. Ggf. wäre – mit Gutachterverfahren (vgl. Abschn. 5.3 und 8.4)[6] – auch eine erneute Richtlinientherapie im gleichen Richtlinienverfahren beim bisherigen Psychotherapeuten bereits vor Ablauf der Wartezeit von zwei Jahren möglich. Darüber hinaus steht Ihrem Psychotherapeuten neben der Möglichkeit einer Richtlinientherapie oder psychotherapeutischen Akutbehandlung und unabhängig von der Zwei-Jahres-Frist ein gewisses Kontingent an psychotherapeutischen Gesprächsleistungen zur Verfügung (psychotherapeutische Gespräche von mind. 10 Minuten Dauer, maximal 15-mal pro Quartal).

Nach Abschluss einer Richtlinientherapie ist die „Tür" zu Ihrem bisherigen Psychotherapeuten also nicht zwangsläufig für zwei Jahre verschlossen. Sprechen Sie Ihren Psychotherapeuten im Fall der Fälle also einfach an.

4.2 Sonderfall: Psychotherapie in der Kostenerstattung gem. § 13 Abs. 3 SGB V

Einem gesetzlich krankenversicherten Patienten werden, wie wir dargestellt haben, die Kosten für eine Psychotherapie innerhalb bestimmter Höchstgrenzen erstattet, wenn diese bei einem Vertragspsychotherapeuten bzw. -arzt (Psychotherapeut mit „Kassenzulassung") durchgeführt wird. Der Versicherte

---

[6] Gutachterverfahren: Einschaltung eines externen Gutachters durch die Krankenkasse zur Prüfung der Notwendigkeit der beantragten Psychotherapie.

muss in diesem Zusammenhang lediglich seine Krankenversicherungskarte (elektronische Gesundheitskarte, eGK) vorlegen, damit der Psychotherapeut die erbrachten Leistungen einmal pro Quartal (über die zuständige Kassenärztliche Vereinigung) mit den Gesetzlichen Krankenkassen abrechnen kann.

In der Regel übersteigt allerdings die Nachfrage nach einer Richtlinientherapie von Seiten der Patienten das vorhandene Angebot an verfügbaren Therapieplätzen bei zugelassenen Vertragspsychotherapeuten erheblich. Die Bundespsychotherapeutenkammer fand bei einer Auswertung von mehr als 300.000 Versichertendaten heraus, dass rund 40 % der Patienten, bei denen in der psychotherapeutischen Sprechstunde eine psychische Störung mit psychotherapeutischem Behandlungsbedarf festgestellt worden war, mindestens drei bis neun Monate auf den Beginn der psychotherapeutischen Behandlung warten mussten.[7]

Für Sie als Patient bedeutet dies, dass häufig Therapieplätze erst nach einer längeren Wartezeit von mehreren Monaten frei werden. Oftmals ist aber die Aufnahme einer Psychotherapie dringlich und nicht beliebig aufschiebbar. In diesen Fällen stellt sich die Frage, ob eine Psychotherapie bei einem ausreichend qualifizierten aber nicht als Vertragspsychotherapeut zugelassenen Psychotherapeuten im Rahmen des sog. Kostenerstattungsverfahrens in Frage kommt.

Wenn es einem gesetzlich Krankenversicherten nachweislich nicht gelingt, einen zugelassenen (und in zumutbarer Zeit für den Patienten erreichbaren) Vertragspsychotherapeuten für eine dringend erforderliche Psychotherapie zu finden und auch die Krankenkasse einen Vertragspsychotherapeuten mit freier Kapazität nicht benennen kann, spricht man von einem sog. „Systemversagen". In diesem konkreten Ausnahmefall steht dem Versicherten ausnahmsweise gemäß § 13 Abs. 3 SGB V die Möglichkeit offen, einen Psychotherapeuten mit einschlägiger Qualifikation, aber ohne Vertragszulassung (Privatpraxis – keine „Kassenzulassung"), in Anspruch zu nehmen und sich die entstehenden Kosten von der Krankenkasse erstatten zu lassen. Über die Fragen, unter welchen Voraussetzungen eine Psychotherapie dringend erforderlich ist bzw. zeitnah aufgenommen werden muss, welche Wartezeit im konkreten Fall zumutbar ist, und welche Entfernungen/ Fahrzeiten zur Praxis zumutbar sind, lässt sich trefflich streiten. Entsprechend waren diese Fragen auch bereits Gegenstand höchstrichterlicher Rechtsprechung.

---

[7] Pressemitteilung der Bundespsychotherapeutenkammer vom 29.03.2021.

Wenn die Krankenkasse ausnahmsweise eine Richtlinientherapie bei einem nicht zugelassenen Psychotherapeuten im Rahmen des Kostenerstattungsverfahrens übernimmt, muss dieser allerdings über die gleichen einschlägigen Qualifikationen verfügen, wie ein Vertragspsychotherapeut (staatliche Approbation, Qualifikation im beantragten Richtlinienverfahren). Diese kann der Psychotherapeut durch Vorlage geeigneter Unterlagen (z. B. Approbationsurkunde, Arztregisterauszug) gegenüber der Krankenkasse nachweisen.

Die Krankenkassen lehnen allerdings, soweit nachvollziehbar, einen nicht unerheblichen Teil der Anträge auf außervertragliche Psychotherapie im Kostenerstattungsverfahren wohl ab. Jedenfalls kam die Deutsche Psychotherapeutenvereinigung (DPtV) in einer kürzlich veröffentlichten Untersuchung zu dem Ergebnis, dass ca. 48 % der entsprechenden Erstanträge von Seiten der Krankenkassen abgelehnt wurden.[8]

Hintergrundinformationen

Psychotherapeuten und Ärzte, die zu Lasten der Gesetzlichen Krankenversicherung abrechnen möchten, bedürfen einer speziellen Zulassung. Sie können sich nicht einfach beliebig an einem Wunschort mit einer „Kassenpraxis" niederlassen. Zugelassen werden sie nur dann, wenn sie über eine definierte fachliche Qualifikation verfügen und wenn an dem Ort, an dem die Praxis eröffnet werden soll, Bedarf für einen (zusätzlichen) Arzt bzw. Psychotherapeuten bzw. für einen Nachfolger einer bestehenden Praxis besteht. Wie Bedarf definiert und geprüft wird, ist Gegenstand einer eigenen gesetzlichen Grundlage, der Bedarfsplanungs-Richtlinie.[9] Auf Basis dieser Rechtsgrundlage prüfen die Kassenärztlichen Vereinigungen auf Landesebene, ob in den jeweiligen Planungsbereichen ein Bedarf (Unterversorgung) an Psychotherapeuten bzw. bestimmten Fachärzten besteht, oder ob von einer ausreichenden Versorgung oder sogar einer Überversorgung auszugehen ist.

Hierbei handelt es sich im Wesentlichen um mathematische Berechnungen unter Berücksichtigung u. a. der im Planungsbereich lebenden (zu versorgenden) Menschen und der Anzahl der vorhandenen Vertragsärzte bzw. Vertragspsychotherapeuten. Auf diese Weise soll sichergestellt werden, dass sich Ärzte und Psychotherapeuten nicht nur in bestimmten Zentren, sondern „bedarfsgerecht" niederlassen. Gesetzlich Krankenversicherten soll damit ein möglichst gleichmäßiger Zugang zur ambulanten Versorgung ermöglicht werden.

---

[8] Pressemitteilung der Deutschen Psychotherapeutenvereinigung (DPtV) vom 11.02.2022.
[9] Richtlinie über die Bedarfsplanung sowie die Maßstäbe zur Feststellung von Überversorgung und Unterversorgung in der vertragsärztlichen Versorgung (Bedarfsplanungs-Richtlinie), downloadbar über die Webseiten des Gemeinsamen Bundesausschusses (G-BA) unter https://www.g-ba.de/richtlinien/4/.

4.3 Kostenübernahme bei privat Krankenversicherten

Ob Kosten einer Psychotherapie von einer privaten Krankenversicherung vollständig oder anteilig übernommen werden, regelt der individuelle Vertrag zwischen dem Versicherten und seiner Versicherung. Die Vertragsbedingungen sind sehr unterschiedlich und können definierte Voraussetzungen in Bezug auf die Psychotherapeuten (z. B. bestimmte Facharztqualifikation), aber auch hinsichtlich der Maximalzahl an Sitzungen insgesamt oder pro Jahr (z. B. maximal 20 Sitzungen pro Kalenderjahr) enthalten. Für privat Krankenversicherte empfiehlt es sich daher immer dringend, bei der Versicherung vor Beginn einer ambulanten Psychotherapie anzufragen, ob die Kosten hierfür übernommen werden, in welchem zeitlichen Umfang und bei welchen psychotherapeutischen Qualifikationen des Psychotherapeuten (z. B. Facharzt für Psychiatrie und Psychotherapie, Diplom-Psychologe). Da die privaten Krankenversicherungen ihren Kunden unterschiedliche Kostenübernahmemodelle anbieten (auch innerhalb eines Versicherungsunternehmens) und sich hinsichtlich des Leistungsumfangs auch nicht immer an der jeweils aktuellen Psychotherapie-Richtlinie orientieren (diese gilt formal nur für gesetzlich Krankenversicherte), können die Psychotherapeuten in der Regel keine verlässlichen Angaben zur Kostenübernahme einer Psychotherapie bei privat Krankenversicherten machen. Hier ist, wie bereits gesagt, dringend zu empfehlen, frühzeitig bei der privaten Krankenversicherung nachzufragen und um schriftliche Kostenzusage zu bitten.

Der Psychotherapeut kann Sie in diesem Zusammenhang unterstützen, indem er Ihnen die Angaben zu seiner fachlichen Qualifikation (z. B. Facharzt für Psychiatrie und Psychotherapie) und zum geplanten Psychotherapieverfahren (z. B. Verhaltenstherapie) mitteilt und mit Ihnen festlegt, wie viele Sitzungen beantragt werden sollen. Wenn der Psychotherapeut im Arztregister eingetragen ist (s. o.), ist ein Arztregisterauszug für die privaten Krankenkassen häufig als Qualifikationsnachweis ausreichend, da dieser die wesentlichen Angaben zur einschlägigen psychotherapeutischen Qualifikation (u. a. Approbation, Qualifikation in einem bestimmten Richtlinienverfahren) enthält.

4.4 Beihilfeleistungen für Psychotherapie (u. a. Beamte)

Wer z. B. als beihilfeberechtigter Beamter eine Psychotherapie in Anspruch nehmen möchte, sollte im Vorfeld prüfen lassen, ob und ggf. in welchem Umfang diese „beihilfefähig" ist. Welche konkreten Leistungen beihilfefähig sind, ist in den einschlägigen Beihilfeverordnungen auf Landesebene geregelt. Diese unterscheiden sich – in Abhängigkeit vom jeweiligen Dienstherrn des Beamten bzw. vom Bundesland, in dem die jeweilige Beihilfeverordnung und ggf. weitere Regelungen erlassen wurden – teils erheblich. Eine Darstellung der Landesverordnungen würde den Rahmen dieses Buches sprengen. Daher empfehlen wir vor Aufnahme einer Psychotherapie dringend, sich vorab (idealerweise schriftlich) an die zuständige Beihilfestelle zu wenden und explizit zu klären, welche formalen Voraussetzungen für eine Beihilfeleistung im Hinblick auf die geplante Psychotherapie zu prüfen sind.

4.5 Was wird nicht bezahlt?

In der Anlage zur Psychotherapie-Richtlinie wird explizit aufgeführt, welche Psychotherapieverfahren, Psychotherapiemethoden und psychotherapeutischen Techniken ausdrücklich keine Anwendung (zu Lasten der Gesetzlichen Krankenversicherung) finden können, da die Erfordernisse der Psychotherapie-Richtlinie nicht erfüllt werden:

1. Gesprächspsychotherapie
2. Gestalttherapie
3. Logotherapie
4. Psychodrama
5. Respiratorisches Biofeedback
6. Transaktionsanalyse

Außerdem werden in der Anlage zur Psychotherapie-Richtline folgende Einschränkungen benannt:

„Die nachstehenden Verfahren, Methoden und Techniken können wie folgt Anwendung finden:

1. Katathymes Bilderleben ist keine eigenständige Psychotherapie im Sinne der Richtlinie, sondern kann gegebenenfalls im Rahmen eines übergeordneten tiefenpsychologisch fundierten Therapiekonzeptes (§ 16a) Anwendung finden.
2. Rational Emotive Therapie (RET) kann als eine Methode der kognitiven Umstrukturierung (§ 17 Absatz 2 Nummer 4) im Rahmen eines umfassenden verhaltenstherapeutischen Behandlungskonzepts Anwendung finden.
3. Eye-Movement-Desensitization and Reprocessing (EMDR) kann bei Erwachsenen mit posttraumatischen Belastungsstörungen als Behand-

lungsmethode im Rahmen eines umfassenden Behandlungskonzeptes der Verhaltenstherapie, der tiefenpsychologisch fundierten Psychotherapie oder analytischen Psychotherapie Anwendung finden. Die Anwendung setzt eine hinreichende fachliche Befähigung voraus, das heißt eine Qualifikation in der psychotherapeutischen Behandlung der posttraumatischen Belastungsstörung einschließlich der Methode EMDR. Das Nähere ist entsprechend § 37 in der Psychotherapie-Vereinbarung zu bestimmen."

Die Gesetzlichen Krankenkassen übernehmen darüber hinaus grundsätzlich keine Kosten für Leistungen wie

- Coaching
- Reine Erziehungs-, Paar-, Lebens- oder Sexualberatung
- Paartherapie
- „Familienaufstellung"
- „Familientherapie"

Zusammenfassung

Grundsätzlich übernehmen die Gesetzlichen Krankenkassen die Kostenübernahme einer Psychotherapie, wenn

1. es sich um ein Richtlinienverfahren (und somit um ein nachgewiesen wirksames Psychotherapieverfahren) handelt und
2. der Psychotherapeut eine Zulassung als Vertragspsychotherapeut bzw. Vertragsarzt (bei ärztlichen Psychotherapeuten) und eine Berechtigung zur Abrechnung von Richtlinientherapie in dem jeweiligen Psychotherapieverfahren (z. B. Verhaltenstherapie bei Erwachsenen) hat.

Im Falle eines „Systemversagens" (ein dringend benötigter Psychotherapieplatz bei einem Psychotherapeuten mit „Kassensitz" kann nicht in vertretbarer Zeit bzw. zumutbarer Entfernung zur Verfügung gestellt werden) ist unter bestimmten Voraussetzungen eine Kostenerstattung auch bei einer außervertraglichen Psychotherapie bei einem entsprechend qualifizierten Psychotherapeuten mit Privatpraxis zu Lasten der Gesetzlichen Krankenkassen möglich. Auch hier muss der Psychotherapeut aber über eine Approbation als Arzt, Psychologischer Psychotherapeut o. ä. und eine ausreichende Qualifikation im geplanten Verfahren verfügen.

5

Zwischen welchen Behandlungsverfahren kann ich wählen?

Wenn Sie eine Psychotherapie beginnen möchten, stellt sich die Frage nach der Art bzw. der „Methode" des Therapieverfahrens. Denkt man als Laie an eine Psychotherapie, kommt einem vielleicht die berühmte, inzwischen etwas angestaubte Couch Sigmund Freuds in den Sinn, oder man denkt an die ausgebufften Methoden psychologischer Profiler in Fernsehserien.

Was man in jedem Falle feststellen kann: Psychotherapie ist nicht gleich Psychotherapie. So wie sich Therapeuten hinsichtlich ihrer beruflichen Qualifikation erheblich voneinander unterscheiden (vgl. Kap. 3), so sind auch die Psychotherapieverfahren und -methoden und die jeweils von den verschiedenen „Psychotherapieschulen" angenommenen Ursachen und Entstehungstheorien seelischer Erkrankungen unterschiedlich. Beispielsweise führen psychoanalytisch begründete Psychotherapieverfahren psychische und körperliche Symptome insbesondere auf unbewusste psychische Prozesse (z. B. neurotische Störungen) zurück, während in der Verhaltenstherapie die Entwicklung psychischer Erkrankungen (bzw. dysfunktionalen Verhaltens) u. a. auf frühere Lernerfahrungen zurückgeführt wird. Bestimmte Psychotherapieverfahren haben sich für die Behandlung psychischer Störungen im Rahmen wissenschaftlicher Überprüfungen als besonders wirksam erwiesen und wurden daher exklusiv in den Katalog der Leistungen aufgenommen, die von den Gesetzlichen Krankenversicherungen bezahlt werden – die so-

C. Schlesiger, K. Schlesiger, *Psychotherapie-Kompass*, https://doi.org/10.1007/978-3-662-66007-2_5

genannten „Richtlinienverfahren" (Verfahren, die in der Psychotherapie-Richt-linie[1] aufgeführt sind).

Bei der Entscheidung, ob eine Richtlinientherapie für Sie infrage kommt, und ggf. in welchem Richtlinienverfahren, erhalten Sie (als gesetzlich Krankenversicherter) professionelle Unterstützung im Rahmen einer eigens hierfür geschaffenen Leistung – der sogenannten psychotherapeutischen Sprechstunde.

5.1 Die psychotherapeutische Sprechstunde als Einstieg in die Richtlinientherapie

Die Einführung der psychotherapeutischen Sprechstunde für gesetzlich Krankenversicherte war aus unserer Sicht ein großer Wurf. Während früher Patienten sich direkt zur Durchführung von probatorischen Sitzungen an den (künftigen) Psychotherapeuten wenden mussten und damit die Frage, ob eine Psychotherapie überhaupt indiziert ist (und ggf. in welchem Verfahren), in der Regel ohne psychotherapeutische Expertise vorab für sich beantworten mussten, steht mit der psychotherapeutischen Sprechstunde nun ein Angebot zur Verfügung, mit dem der Patient unverbindlich durch einen Psycho-therapeuten folgende Fragen klären lassen kann:

- Liegen behandlungsbedürftige psychische Störungen vor, ggf. welche?
- Welches weitere Vorgehen wird empfohlen?
- Kann eine psychotherapeutische Behandlung in dieser Praxis durch-geführt werden?
- Ist eine Weitervermittlung ggf. erforderlich?
- Sollte eine Weitervermittlung zeitnah erfolgen?

Folgende Empfehlungen können im Rahmen der psychotherapeutischen Sprechstunde von Seiten des Psychotherapeuten ausgesprochen werden:

- Keine Maßnahme notwendig
- Präventionsmaßnahme (z. B. Entspannungsverfahren wie PME, Autogenes Training)

---

[1] Richtlinie des Gemeinsamen Bundesausschusses über die Durchführung der Psychotherapie (Psycho-therapie-Richtlinie), Download möglich über die Webseiten des Gemeinsamen Bundesausschusses unter https://www.g-ba.de/richtlinien/20/.

- Ambulante Richtlinientherapie (analytische Psychotherapie, Systemische Therapie, tiefenpsychologisch fundierte Psychotherapie, Verhaltenstherapie)
- Hausärztliche Abklärung
- Fachärztliche Abklärung (mit Angabe des Fachgebiets, z. B. Facharzt für Psychiatrie und Psychotherapie)
- Ambulante psychotherapeutische Akutbehandlung
- Stationäre Behandlung (Krankenhausbehandlung oder Rehabilitation)
- Andere Maßnahmen außerhalb der Gesetzlichen Krankenversicherung (Paarberatung, berufliches Coaching etc.)

Wenn Sie eine psychotherapeutische Sprechstunde in Anspruch genommen haben, erhalten Sie von dem Psychotherapeuten ein Formular, in dem diese Angaben zusammengefasst sind („individuelle Information zur psychotherapeutischen Sprechstunde"; Muster PTV 11). Außerdem händigt Ihnen der Psychotherapeut ein Formblatt aus, in dem die wichtigsten Informationen zur ambulanten Psychotherapie in der Gesetzlichen Krankenversicherung zusammengefasst sind (Muster PTV 10). Diese beiden Formulare werden ausführlich noch einmal in Kap. 8 behandelt (Abb. 5.1 und 5.2).

Wenn eine Richtlinientherapie indiziert ist, diese aber in der Praxis, in der die psychotherapeutische Sprechstunde in Anspruch genommen wurde, nicht durchgeführt werden kann, versieht der Psychotherapeut das Formular Muster PTV 11 mit einem Code. Wenn Sie bei der anschließenden Suche nach einem Psychotherapieplatz die Terminservicestelle einer Kassenärztlichen Vereinigung um Unterstützung bitten, kann diese anhand des Vermittlungscodes nachvollziehen, ob ein Therapieplatz dringend gefunden werden muss, oder eine gewisse Wartezeit zumutbar ist. Die Terminservicestelle bietet bis zu zwei Vorschläge für einen Therapieplatz an, die man annehmen kann, aber selbstverständlich nicht muss.

Die psychotherapeutische Sprechstunde dient also der Abklärung, ob ein Verdacht auf eine krankheitswertige psychische Störung vorliegt und weitere fachspezifische Hilfen im System der Gesetzlichen Krankenversicherung (z. B. Richtlinientherapie) notwendig sind. Da die psychotherapeutische Sprechstunde einen zeitnahen und niederschwelligen Zugang zur ambulanten psychotherapeutischen Versorgung sicherstellen soll, auf den Patienten auch einen Anspruch haben, sind alle zugelassenen Vertragspsychotherapeuten (bzw. psychotherapeutisch tätigen Vertragsärzte) mit Genehmigung zur Abrechnung von Richtlinientherapie verpflichtet, psychotherapeutische Sprech-

PTV 10

Information für Patient*innen und Patient*en

Ambulante Psychotherapie in der Gesetzlichen Krankenversicherung
Versicherte der Gesetzlichen Krankenversicherung haben Anspruch auf psychotherapeutische Behandlung.

Was ist Psychotherapie?
Psychotherapie ist eine Behandlung von psychischen („seelischen") Erkrankungen mithilfe von wissenschaftlich anerkannten Verfahren, Methoden und Techniken. Psychische Erkrankungen können das Erleben, das Verhalten sowie das geistige und körperliche Wohlbefinden stark beeinträchtigen und mit Leid, Angst, Verunsicherung und Einschränkungen der Lebensqualität einhergehen. Eine Psychotherapie ist dann ratsam, wenn psychische Probleme zu Krankheitserscheinungen führen und die alltäglichen Anforderungen des Lebens nicht mehr bewältigt werden können.

Vor Beginn einer Psychotherapie ist eine Abklärung durch eine Ärztin oder einen Arzt zur Frage notwendig, ob körperliche Ursachen für die psychische Erkrankung verantwortlich oder mitverantwortlich sein können.

Wie funktioniert eine Psychotherapie?
Alle psychotherapeutischen Behandlungen haben gemeinsam, dass sie über das persönliche Gespräch erfolgen, das durch spezielle Methoden und Techniken (z. B. freie Mitteilung von Gedanken und Einfällen, konkrete Aufgaben um z. B. Ängste zu bewältigen oder spielerisches Handeln in der Therapie von Kindern) ergänzt werden kann. Die Behandlung kann mit der Therapeutin oder dem Therapeuten allein oder im Rahmen einer Gruppentherapie erfolgen. Einzelbehandlungen haben in der Regel eine Dauer von 50 Minuten, Gruppentherapien eine Dauer von 100 Minuten. Insbesondere bei der Behandlung von Kindern und Jugendlichen kann es hilfreich und notwendig sein, Bezugspersonen aus dem familiären und sozialen Umfeld mit einzubeziehen.

Eine wesentliche Bedingung für das Gelingen jeder Psychotherapie ist eine vertrauensvolle Beziehung zwischen Patientin oder Patient und Therapeutin oder Therapeut sowie eine Klärung, ob das geplante Psychotherapieverfahren den Erwartungen der Patientin oder des Patienten entgegenkommt. Auf dieser Grundlage bietet Psychotherapie die Möglichkeit, in einem geschützten Rahmen das eigene Erleben und Verhalten sowie Beziehungserfahrungen zu besprechen, zu erleben und zu überdenken und infolge dessen Veränderungen auszuprobieren und herbeizuführen.

Wer übernimmt die Kosten für eine Psychotherapie?
Die Gesetzliche Krankenversicherung übernimmt die Kosten für eine Psychotherapie, wenn diese zur Behandlung einer psychischen Erkrankung notwendig ist. Ambulante Psychotherapie ist eine zuzahlungsfreie Leistung. Eine Überweisung ist nicht erforderlich, die Vorlage der elektronischen Gesundheitskarte ist ausreichend. Einen Wechsel der Krankenversicherung muss die Patientin oder der Patient der Therapeutin oder dem Therapeuten zeitnah mitteilen. In der Psychotherapeutischen Sprechstunde klärt die Patientin oder der Patient mit der Therapeutin oder dem Therapeuten, ob eine Psychotherapie oder eine andere Maßnahme für die individuelle Problemlage geeignet ist. Eine reine Erziehungs-, Paar-, Lebens- oder Sexualberatung ist keine Psychotherapie und wird von der Gesetzlichen Krankenversicherung nicht übernommen. Diese Maßnahmen werden von entsprechenden Beratungsstellen, in der Regel kostenfrei, angeboten.

Wie beantrage ich eine Psychotherapie?
Vor Beginn einer Psychotherapie finden Probegespräche, sogenannte probatorische Sitzungen, statt. Hierbei prüfen Patientin oder Patient und Therapeutin oder Therapeut, ob die „Chemie" zwischen stimmt und eine vertrauensvolle Beziehung aufgebaut werden kann. Die Therapeutin oder der Therapeut erklärt die Vorgehensweise. Therapieziele, Behandlungsplan und voraussichtliche Therapiedauer werden gemeinsam besprochen und festgelegt. Entscheiden sich Patientin oder Patient und Therapeutin oder Therapeut für eine Psychotherapie, stellt die Patientin oder der Patient bei ihrer oder seiner Krankenkasse einen Antrag auf Übernahme der Kosten. Nach Eingang des Antrags prüft die Krankenkasse, ob eine Kostenzusage erfolgen kann und teilt dies der Versicherten oder dem Versicherten mit.

Wer führt psychotherapeutische Behandlungen durch?
Psychotherapeutische Behandlungen dürfen im Rahmen der Gesetzlichen Krankenversicherung nur von Psychologischen Psychotherapeutinnen und Psychotherapeuten, Kinder- und Jugendlichenpsychotherapeutinnen und -therapeuten und psychotherapeutisch tätigen Ärztinnen und Ärzten durchgeführt werden, wenn diese über eine Kassenzulassung verfügen. Neben der psychotherapeutischen Behandlung von psychischen Erkrankungen kann zusätzlich eine medikamentöse Behandlung sinnvoll sein, die jedoch nur von Ärztinnen und Ärzten durchgeführt werden darf.

Formblatt PTV 10
Seite 1 von 2

Muster PTV 10 (7.2020)

Abb. 5.1 PTV 10

Welche psychotherapeutischen Behandlungsmöglichkeiten gibt es?

Psychotherapeutische Sprechstunde

Die Psychotherapeutische Sprechstunde dient der Abklärung, ob ein Verdacht auf eine krankheitswertige Störung vorliegt und weitere fachspezifische Hilfen im System der Gesetzlichen Krankenversicherung notwendig sind. Bei Verdacht auf eine seelische Krankheit findet im Rahmen der Sprechstunde eine Orientierende Diagnostische Abklärung statt; bei Patientinnen und Patienten, bei denen von keiner seelischen Krankheit ausgegangen wird, werden niedrigschwellige Hilfen empfohlen.

Psychotherapeutische Akutbehandlung

Bei besonders dringendem Behandlungsbedarf kann eine Psychotherapeutische Akutbehandlung im Umfang von bis zu 12 Behandlungen zu je 50 Minuten Dauer in Frage kommen. Eine Akutbehandlung dient der Krisenintervention und kann – falls erforderlich – in eine Kurzzeitpsychotherapie oder in eine Langzeit-psychotherapie überführt werden. Bereits durchgeführte Therapieeinheiten der Akutbehandlung werden auf die nachfolgende Psychotherapie angerechnet. Für eine Akutbehandlung ist nur das Einzelgespräch vorgesehen.

Ambulante Psychotherapie

Ambulante Psychotherapie kann in allen Psychotherapieverfahren als Einzeltherapie, in einer Gruppe oder als Kombination von Einzel- und Gruppenpsychotherapie durchgeführt werden, in der Systemischen Therapie auch im Mehrpersonensetting (z. B. durch Einbeziehung der Familie). Die Häufigkeit der Sitzungen kann je nach Verfahren und Behandlungsverlauf variieren und wird individuell von Patientin oder Patient und Therapeutin oder Therapeut vereinbart. Die Gruppenpsychotherapie nutzt zusätzlich Beziehungserfahrungen und das wechselseitige Lernen zwischen Patientinnen und Patienten in der Gruppe für die Psychotherapie.

Der Gemeinsame Bundesausschuss (www.g-ba.de) entscheidet, welche psychotherapeutischen Behandlungsverfahren als Leistungen der Gesetzlichen Krankenversicherung anerkannt sind. Dies sind derzeit:

Analytische Psychotherapie

Die Analytische Psychotherapie nimmt an, dass Krankheitssymptome durch konflikthafte unbewusste Verarbeitung von frühen oder später im Leben erworbenen Lebens- und Beziehungserfahrungen verursacht und aufrechterhalten werden. In der therapeutischen Beziehung zwischen Patientin oder Patient und Therapeut spielt das Erkennen und Bewusstmachen von verdrängten Gefühlen, Erinnerungen und Beziehungsmustern, die gegenwärtig Krankheitssymptome verursachen, eine zentrale Rolle. Dadurch kann in der Gegenwart zunächst unverständlich erscheinendes Fühlen und Handeln in der therapeutischen Beziehungsarbeit verstanden und verändert werden.

Systemische Therapie

Die Systemische Therapie versteht psychische Störungen unter besonderer Berücksichtigung von Beziehungen. Neben der Sicht auf Belastendes stehen die Nutzung eigener Kompetenzen und Fähigkeiten der Patientin oder des Patienten bzw. ihres oder seines Umfeldes im Mittelpunkt. Die Therapie orientiert sich an den Aufträgen und Anliegen der Patientinnen und Patienten. Ziel ist es, symptomfördernde Verhaltensweisen, Interaktionsmuster und Bewertungen umzuwandeln zu helfen und neue, gesundheitsfördernde Lösungsansätze zu entwickeln.

In die Therapie können Lebenspartnerinnen und Lebenspartner oder andere wichtige Bezugspersonen einbezogen werden. Die Systemische Therapie im Mehrpersonensetting, die beispielsweise gemeinsam mit der Kernfamilie oder der erweiterten Familie stattfindet, nutzt die Angehörigen als Ressource für die Behandlung und die Veränderung von bedeutsamen Beziehungen und Interaktionen.

Tiefenpsychologisch fundierte Psychotherapie

Die Tiefenpsychologisch fundierte Psychotherapie sieht Krankheitssymptome als Folge von aktuellen Konflikten in Beziehungen oder von nicht bewältigten Beziehungserfahrungen und Konflikten aus früheren Lebensphasen. Diese Konflikte und Erfahrungen können das spätere Leben bestimmen und psychische Erkrankungen zur Folge haben. Ziel der Behandlung ist es, die zugrundeliegenden unbewussten Motive und Konflikte der aktuellen Symptome zu erkennen und sich mit diesen auseinanderzusetzen. Patientin oder Patient werden in der Psychotherapie dabei unterstützt, durch Einsichten in die Zusammenhänge und Ursachen der aktuellen Symptome Veränderungen im Erleben oder Verhalten zu erreichen.

Verhaltenstherapie

Die Verhaltenstherapie geht davon aus, dass psychische Beschwerden das Ergebnis von bewussten und nichtbewussten Lernprozessen sind. Zu Beginn der Behandlung wird gemeinsam mit der Patientin oder dem Patienten erarbeitet, welche Bedingungen ihrer oder seiner Lebensgeschichte und der aktuellen Lebenssituation zur Entstehung und Aufrechterhaltung der psychischen Symptomatik beigetragen haben und weiter wirksam sind. Auf dieser Grundlage werden gemeinsam die Therapieziele und der Behandlungsplan festgelegt. In der Verhaltenstherapie wird die Patientin oder der Patient zur aktiven Veränderung ihres oder seines Handelns, Denkens und Fühlens motiviert und angeleitet. Dabei werden die bereits vorhandenen Stärken und Fähigkeiten herausgearbeitet und für den Veränderungsprozess nutzbar gemacht.

Abb. 5.1 (Fortsetzung)

Abb. 5.2 PTV 11

Krankenkasse bzw. Kostenträger			**Ihre individuelle Information zur Psychotherapeutischen Sprechstunde** **PTV 11**
Name, Vorname des Versicherten		geb. am	*Diese Information enthält Ihren vorläufigen Befund und Empfehlungen zum weiteren Vorgehen.* *Bitte legen Sie diese Information bei einer Weiterbehandlung vor.*
Kostenträgerkennung	Versicherten-Nr.	Status	
Betriebsstätten-Nr.	Arzt-Nr.	Datum	

Datum oder ggf. Daten der letzten 50 Minuten der Sprechstunde

T T M M J J , T T M M J J

Ergebnis der Psychotherapeutischen Sprechstunde

☐ Bei Ihnen wurden keine Anhaltspunkte für eine behandlungsbedürftige psychische Störung festgestellt

☐ Bei Ihnen wurde(n) folgende Diagnose(n)/ Verdachtsdiagnose(n) festgestellt

ICD-10 - GM endständig   ICD-10 - GM endständig   ICD-10 - GM endständig

Diagnose(n)/Verdachtsdiagnose(n) *(im Klartext)*, weitere Hinweise zum Krankheitsbild und ggf. zu durchgeführten Maßnahmen

Empfehlungen zum weiteren Vorgehen

☐ keine Maßnahme notwendig

☐ Präventionsmaßnahme

☐ ambulante Psychotherapie

   ☐ Analytische Psychotherapie

   ☐ Systemische Therapie

   ☐ Tiefenpsychologisch fundierte Psychotherapie

   ☐ Verhaltenstherapie

☐ hausärztliche Abklärung
      Fachgebiet

☐ fachärztliche Abklärung

☐ ambulante Psychotherapeutische Akutbehandlung

☐ stationäre Behandlung

☐ Krankenhausbehandlung

☐ Rehabilitation

☐ andere Maßnahmen außerhalb der gesetzlichen Krankenversicherung

Nähere Angaben zu den Empfehlungen

Ihr nächster Termin

☐ Die psychotherapeutische Behandlung kann in dieser Praxis durchgeführt werden

☐ Die psychotherapeutische Behandlung kann **NICHT** in dieser Praxis durchgeführt werden

Datum   Uhrzeit

T T M M J J , :

☐ Weitervermittlung   ☐ zeitnah erforderlich

Erklärung Patient*in
Eine Kopie dieser Information darf erhalten:
Name mitbehandelnde*r Ärztin/Arzt, Hausärztin/Hausarzt

Straße

PLZ   Ort

Datum
                    Unterschrift Patient*in,
                    ggf. der gesetzlichen Vertreter*innen

Ausstellungsdatum

T T M M J J

Stempel / Unterschrift Therapeut*in

Ausfertigung Therapeut*in

Muster PTV 11b (7.2020)

Abb. 5.2   (Fortsetzung)

stunden in einem definierten Mindestumfang[2] anzubieten. Termine für psychotherapeutische Sprechstunden müssen von den Psychotherapeuten mit „Kassensitz" unabhängig von der Frage angeboten werden, ob sie auch einen Therapieplatz anbieten können. Zwischen psychotherapeutischer Sprechstunde und Beginn einer Psychotherapie bei einem anderen Psychotherapeuten kann entsprechend nochmals eine längere Wartezeit vergehen.

Zugelassene Psychotherapeuten müssen der für sie zuständigen Kassenärztlichen Vereinigung ihr Sprechstundenangebot und auch ihre persönliche telefonische Erreichbarkeit konkret mitteilen. Wann und unter welcher Telefonnummer ein Psychotherapeut erreicht werden kann, ist in der Regel bei der zuständigen Kassenärztlichen Vereinigung webbasiert über eine Suchfunktion in Erfahrung zu bringen.

Die Inanspruchnahme einer psychotherapeutischen Sprechstunde ist grundsätzlich vor einer Richtlinientherapie (bzw. vor den probatorischen Sitzungen) und auch vor der Inanspruchnahme einer Gruppenpsychotherapeutischen Grundversorgung (siehe Abschn. 5.8) oder einer psychotherapeutischen Akutbehandlung (siehe Abschn. 5.7) verpflichtend. Den Nachweis über die Inanspruchnahme einer psychotherapeutischen Sprechstunde muss Ihnen der Psychotherapeut daher, wie bereits beschrieben, in Form des Psychotherapiemusters PTV 11 unbedingt aushändigen.

Nur in folgenden Fällen kann auf eine psychotherapeutische Sprechstunde verzichtet werden:

- Es hat ein Therapeutenwechsel nach der Sprechstunde oder im Rahmen einer laufenden Psychotherapie stattgefunden oder
- der Patient wurde aus einer stationären Krankenhausbehandlung bzw. Rehabilitation entlassen, die aufgrund einer psychischen Störung erfolgt ist.

Abb. 5.3 fasst mögliche Ergebnisse einer psychotherapeutischen Sprechstunde und die nachfolgenden Psychotherapiepfade einer Richtlinientherapie bzw. einer psychotherapeutischen Akutbehandlung zusammen.

---

[2] Psychotherapeuten mit vollem Versorgungsauftrag („ganzer Kassensitz") müssen pro Woche mindestens 100 Minuten für Sprechstunden anbieten, bei hälftigem Versorgungsauftrag in der Regel mindestens 50 Minuten.

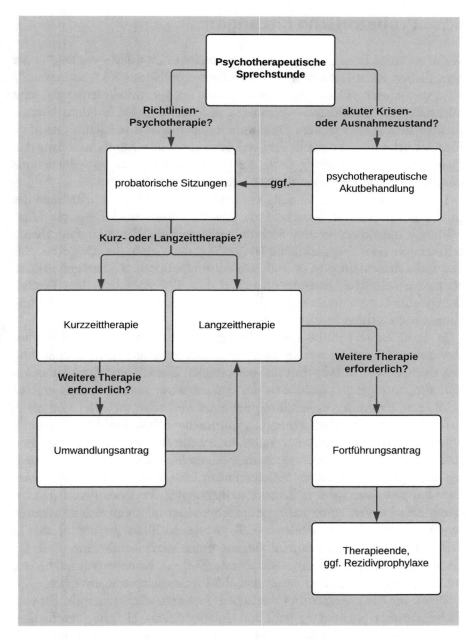

Abb. 5.3 Mögliche Ergebnisse einer psychotherapeutischen Sprechstunde und anschließende psychotherapeutische Behandlungsoptionen

5.2   Probatorische Sitzungen

Wenn Sie einen Psychotherapieplatz erhalten haben, werden – vor Beginn der eigentlichen Richtlinientherapie – sogenannte probatorische („probeweise") Sitzungen durchgeführt. Bei Erwachsenen werden mindestens zwei und höchstens vier probatorische Sitzungen durchgeführt, bei Kindern können darüber hinaus zwei weitere probatorische Sitzungen durchgeführt werden. Eine Ausnahme hiervon stellt die psychotherapeutische Akutbehandlung dar. Hier wird die Behandlung nach der psychotherapeutischen Sprechstunde ohne das Erfordernis probatorischer Sitzungen begonnen.

In den probatorischen Sitzungen wird ggf. nochmals die im Rahmen der psychotherapeutischen Sprechstunde gestellte (Verdachts-) Diagnose überprüft, die Indikation für eine Richtlinientherapie und deren Umfang (Kurzzeittherapie oder Langzeittherapie) geklärt und auch die Prognose eingeschätzt. Außerdem wird im Rahmen der probatorischen Sitzungen geklärt, ob eine persönliche „Passung" zwischen dem Patienten und dem Psychotherapeuten besteht und entsprechend von einer tragfähigen Arbeitsbeziehung ausgegangen werden kann, oder nicht.

Im Rahmen der probatorischen Sitzungen sollten sich Patient und Psychotherapeut auch bereits auf die konkreten psychotherapeutischen Ziele und den therapeutischen Weg dorthin verständigen. Zur Klärung der Motivation und Prognose gehört auch, dass der Patient weiß, worauf er sich einlässt (z. B. eine Expositionsbehandlung bei einer Verhaltenstherapie) und ob er sich darauf im Sinne eines klaren Commitments (Selbst- und Handlungsverpflichtung) tatsächlich einlassen kann. Auch wenn ein vom Psychotherapeuten als zielführend angesehener psychotherapeutischer „Weg" methodisch „richtig" ist, muss es aus Sicht des Patienten nicht immer „der richtige Zeitpunkt" sein. Beispielsweise kann es Konstellationen geben, in denen dem Patienten wenig Zeit zur Verfügung steht, um psychotherapeutisch an sich zu arbeiten bzw. Veränderungen zu etablieren (z. B. gerade erst Eltern geworden) oder in denen zunächst ein Medikament eingenommen werden sollte, um (z. B. bei einer schweren Depression) ausreichende Energie, Konzentrationsfähigkeit etc. für eine (durchaus auch anstrengende) Psychotherapie zu erreichen.

Wenn im Rahmen der probatorischen Sitzungen die Indikation für eine Richtlinientherapie bestätigt wird und eine persönliche „Passung" vorhanden ist, kann die eigentliche Richtlinientherapie beginnen. Sie wird entweder in Form einer Kurzzeittherapie (2 x 12 Sitzungen) durchgeführt (mit der Option einer späteren Umwandlung in eine Langzeittherapie) oder direkt als Langzeittherapie.

Nicht-ärztliche Psychotherapeuten benötigen vor Beginn der eigentlichen Richtlinientherapie einen ärztlichen Konsiliarbericht (Muster 22), der von einem Arzt nach einer Untersuchung des Patienten erstellt wird. Der Arzt muss u. a. abklären, ob die Symptomatik, die psychotherapeutisch behandelt werden soll, eigentlich Ausdruck einer körperlichen Erkrankung ist (z. B. Müdigkeit bei Schilddrüsenerkrankungen). In dem Konsiliarbericht teilt der untersuchende Arzt der Krankenkasse und dem (nicht-ärztlichen) Psychotherapeuten auch mit, ob ggf. weitere ärztliche Untersuchungen oder eine ärztliche Mitbehandlung (z. B. fachärztlich-psychiatrische Mitbehandlung) erforderlich sind oder ob eine psychotherapeutische Behandlung aktuell kontraindiziert (nicht angezeigt) ist. Für die konsiliarärztliche Untersuchung überweist der nicht-ärztliche Psychotherapeut den Patienten spätestens nach Beendigung der probatorischen Sitzungen an einen Arzt, in der Regel den Hausarzt des Patienten.

5.3 Das Gutachterverfahren

Wenn eine Langzeittherapie beantragt wird, eine Kurzzeittherapie in eine Langzeittherapie umgewandelt oder eine Langzeittherapie fortgeführt werden soll, ist ein sog. Gutachterverfahren erforderlich. Gutachterverfahren bedeutet, dass die Krankenkasse in die Entscheidung, ob eine Kostenzusage erteilt werden kann, einen externen Gutachter einbindet und ihn um Prüfung folgender Aspekte bittet:

* Ist das beantragte Psychotherapieverfahren nach der Psychotherapie-Richtlinie anerkannt?
* Ist es im konkreten Behandlungsfall indiziert (angezeigt)?
* Lässt die Prognose einen ausreichenden Behandlungserfolg erwarten?
* Ist der vorgeschlagene Behandlungsumfang angemessen?

Für das Gutachterverfahren muss Ihr Psychotherapeut einen strukturierten Bericht an den Gutachter verfassen, in dem ausführlich begründet wird, warum eine Langzeittherapie bzw. eine Verlängerung der Psychotherapie erforderlich ist, welche Ziele (noch) erreicht werden sollen und mit welchen psychotherapeutischen Mitteln. Die wesentlichen geforderten Inhalte des Berichts an den Gutachter sind in einem Formblatt „Leitfaden zum Erstellen des Berichts an den Gutachter" (Muster PTV 3 Abb. 5.4) dargestellt. Abschn. 8.4 beschäftigt sich noch einmal ausführlicher mit diesem Formblatt.

Leitfaden zum Erstellen des Berichts an die Gutachterin oder den Gutachter   PTV 3

Hinweise zum Erstellen des Berichts zum Erst-, Umwandlungs- oder Fortführungsantrag

Die Therapeutin oder der Therapeut erstellt den Bericht an die Gutachterin oder den Gutachter persönlich und in freier Form nach der in diesem Formblatt vorgegebenen Gliederung und versieht ihn mit Datum und Unterschrift. Der Bericht soll auf die für das Verständnis der psychischen Störung und deren Ursachen sowie auf die für die Behandlung relevanten Informationen begrenzt sein.

Die jeweiligen Unterpunkte der Gliederungspunkte des Informationsblattes sind als Hilfestellung zur Abfassung des Berichts gedacht und müssen nur bei Relevanz abgehandelt werden. Gliederungspunkte mit einem Zusatz „AP", „ST", „TP" oder „VT" sind nur bei einem Bericht für das entsprechende Psychotherapieverfahren zu berücksichtigen. Die Angaben können stichwortartig erfolgen.

Im Rahmen einer Psychotherapie können relevante Bezugspersonen zur Erreichung eines Behandlungserfolges einbezogen werden. Angaben zur Einbeziehung von Eltern und Bezugspersonen sind insbesondere bei Kindern und Jugendlichen, bei Menschen mit geistiger Behinderung oder in der Systemischen Therapie relevant. Relevante biografische Faktoren sollen im Rahmen der Verhaltensanalyse (VT), der Psychodynamik (TP, AP) bzw. der System- und Ressourcenanalyse (ST) dargestellt werden.

Der Umfang des Berichts soll i.d.R. zwei Seiten umfassen.

Bericht zum Erst- oder Umwandlungsantrag

1. Relevante soziodemographische Daten
- Bei Erwachsenen: aktuell ausgeübter Beruf, Familienstand, Zahl der Kinder
- Bei Kindern und Jugendlichen: Angaben zur Lebenssituation, zu Kindergarten oder zu Schulart, ggf. Schulabschluss und Arbeitsstelle, Geschwisterzahl und -position, zum Alter und Beruf der Eltern und ggf. der primären Betreuungspersonen

2. Symptomatik und psychischer Befund
- Von der Patientin oder dem Patienten geschilderte Symptomatik mit Angaben zu Schwere und Verlauf; ggf. diesbezügliche Angaben von Eltern und Bezugspersonen, bei Kindern und Jugendlichen Informationen aus der Schule
- Auffälligkeiten bei der Kontaktaufnahme, der Interaktion und bezüglich des Erscheinungsbildes
- Psychischer Befund
- Krankheitsverständnis der Patientin oder des Patienten; ggf. der relevanten Bezugspersonen
- Ergebnisse psychodiagnostischer Testverfahren

3. Somatischer Befund/ Konsiliarbericht
- Somatische Befunde (ggf. einschließlich Suchtmittelkonsum)
- ggf. aktuelle psychopharmakologische Medikation
- Psychotherapeutische, psychosomatische sowie kinder- und jugendpsychiatrische bzw. psychiatrische Vorbehandlungen (falls vorhanden Berichte beifügen)

4. Behandlungsrelevante Angaben zur Lebensgeschichte (ggf. auch zur Lebensgeschichte der Bezugspersonen), zur Krankheitsanamnese, zur Verhaltensanalyse (VT) bzw. zur Psychodynamik (TP, AP) bzw. zum Systemischen Erklärungsmodell (ST)
- Psychodynamik (TP, AP): auslösende Situation, intrapsychische Konfliktebene und aktualisierte intrapsychische Konflikte, Abwehrmechanismen, strukturelle Ebene, dysfunktionale Beziehungsmuster
- Systemisches Erklärungsmodell (ST): Systemanalyse (störungsrelevante interpersonelle und intrapsychische Interaktions- und Kommunikationsmuster, Beziehungsstrukturen, Bedeutungsgebungen), belastende Faktoren, problemfördernde Muster und Lösungsversuche, Ressourcenanalyse, gemeinsam entwickelte Problemdefinition und Anliegen.
- Verhaltensanalyse (VT): funktionales Bedingungsmodell, prädisponierende, auslösende und aufrechterhaltende Bedingungen und kurze Beschreibung des übergeordneten Störungsmodells (Makroanalyse)

5. Diagnose zum Zeitpunkt der Antragstellung
- ICD-10-Diagnose/n mit Angabe der Diagnosesicherheit
- Psychodynamische bzw. neurosenpsychologische Diagnose (TP, AP)
- Differenzialdiagnostische Angaben falls erforderlich

6. Behandlungsplan und Prognose
- Beschreibung der konkreten, mit der Patientin oder dem Patienten reflektierten Therapieziele; ggf. auch Beschreibung der Ziele, die mit den Bezugspersonen vereinbart wurden
- Individueller krankheitsbezogener Behandlungsplan, auch unter Berücksichtigung evtl. vorausgegangener ambulanter und stationärer Behandlungen sowie Angaben zu den im individuellen Fall geplanten Behandlungstechniken und -methoden; ggf. Angaben zur geplanten Einbeziehung der Bezugspersonen
- Begründung des Settings (Einzel- oder Gruppentherapie oder Kombinationsbehandlung), auch des Mehrpersonensettings (ST), der Sitzungszahl sowie der Behandlungsfrequenz und ggf. auch kurze Darstellung des Gruppenkonzepts; bei Kombinationsbehandlung zusätzlich kurze Angaben zum abgestimmten Gesamtbehandlungsplan
- Kooperation mit anderen Berufsgruppen
- Prognose unter Berücksichtigung von Motivation, Umstellungsfähigkeit, inneren und äußeren Veränderungshindernissen, ggf. auch bezüglich der Bezugspersonen

7. Zusätzlich erforderliche Angaben bei einem Umwandlungsantrag
- Bisheriger Behandlungsverlauf, Veränderung der Symptomatik und Ergebnis in Bezug auf die Erreichung bzw. Nichterreichung der Therapieziele; ggf. auch bezüglich der begleitenden Arbeit mit den Bezugspersonen
- Begründung der Notwendigkeit der Umwandlung der Kurzzeittherapie in eine Langzeittherapie
- Weitere Ergebnisse psychodiagnostischer Testverfahren

Abb. 5.4 PTV 3

Bericht zum Fortführungsantrag
(Bei mehreren Berichten zu Fortführungsanträgen sind die Berichte entsprechend fortlaufend zu nummerieren)

1. Darstellung des bisherigen Behandlungsverlaufs seit dem letzten Bericht, Veränderung der Symptomatik und Behandlungsergebnis in Bezug auf die Erreichung bzw. Nichterreichung der Therapieziele; ggf. auch bezüglich der Einbeziehung der Bezugspersonen

2. Aktuelle Diagnose/n gemäß ICD-10 und aktueller psychischer Befund, weitere Ergebnisse psychodiagnostischer Testverfahren

3. Begründung der Notwendigkeit der Fortführung der Behandlung, weitere Therapieplanung, geänderte/erweiterte Behandlungsziele, geänderte Behandlungsmethoden und -techniken, Prognose, Planung des Therapieabschlusses, ggf. weiterführende Maßnahmen nach Ende der Therapie

Ergänzungsbericht *(nur bei Zweitgutachten)*

Wurde ein Antrag auf Kurz- oder Langzeittherapie nach Einholen einer gutachterlichen Stellungnahme von der Krankenkasse abgelehnt und legt die oder der Versicherte Widerspruch gegen diese Entscheidung ein, kann die Krankenkasse ein Zweitgutachten einholen. Nach Aufforderung durch die Krankenkasse erstellt die Therapeutin oder der Therapeut der Krankenkasse einen in freier Form erstellten Ergänzungsbericht. Für den Ergänzungsbericht gibt es keine vorgesehene Gliederung. Die Rückmeldung der Gutachterin oder des Gutachters und relevante Unterpunkte oder Gliederungspunkte dieses Informationsblattes können als Orientierung für die Erstellung des Ergänzungsberichts verwendet werden.

Hinweise zu den erforderlichen Unterlagen im Briefumschlag PTV8:
Im Briefumschlag PTV8 müssen folgende Unterlagen enthalten sein:

Bei Gutachten:
- Bericht an die Gutachterin oder den Gutachter
  - o Für Ärztinnen und Ärzte: somatischer Befund ist im Bericht enthalten
  - o Für Psychologische Psychotherapeutinnen/Psychotherapeuten und Kinder- und Jugendlichenpsychotherapeutinnen/-psychotherapeuten: Konsiliarbericht (Muster 22b)
- PTV 2b
- ggf. Kopien ergänzender Befundberichte (Pseudonymisierung beachten!)

Bei Zweitgutachten:
- Ergänzungsbericht
- Kopie(n) bisheriger Bericht(e)
- Kopie(n) bisheriger gutachterlicher Stellungnahme(n)
- Kopie(n) bisheriger PTV 2
- ggf. Kopie des Konsiliarberichts (Pseudonymisierung beachten!)
- ggf. Kopien ergänzender Befundberichte (Pseudonymisierung beachten!)

Abb. 5.4 (Fortsetzung)

Der Bericht an den Gutachter ist pseudonymisiert. Er enthält aus Datenschutzgründen weder Ihren vollen Namen noch Ihre Adresse, sondern lediglich eine Chiffre, welche aus dem Anfangsbuchstaben Ihres Familiennamens sowie Ihrem Geburtsdatum besteht. Die Krankenkasse kann den Bericht an den Gutachter nicht einsehen, da dieser getrennt von den sonstigen Antragsunterlagen, die Ihr Psychotherapeut an die Krankenkasse schickt, in einem verschlossenen Umschlag (über die Krankenkasse) an den Gutachter übersandt wird.

Die Gutachter werden im Rahmen eines definierten Verfahrens von der Kassenärztlichen Bundesvereinigung im Einvernehmen mit dem GKV-Spitzenverband bestellt und müssen folgende Voraussetzungen erfüllen:

- Facharztbezeichnung für Psychosomatische Medizin und Psychotherapie oder für Psychiatrie und Psychotherapie oder für Kinder- und Jugendpsychiatrie und -psychotherapie oder Approbation als Psychologischer Psychotherapeut oder Kinder- und Jugendlichenpsychotherapeut
- Abgeschlossene Fachkunde bzw. Weiterbildung im jeweiligen Psychotherapieverfahren
- Mindestens fünf Jahre Berufstätigkeit im Psychotherapieverfahren
- Mindestens fünf Jahre und aktuelle Tätigkeit als Supervisor und Dozent im jeweiligen Psychotherapieverfahren
- Mindestens drei Jahre und aktuelle vertragsärztliche Tätigkeit im jeweiligen Psychotherapieverfahren

Das Ergebnis der Begutachtung wird dem Psychotherapeuten und der Krankenkasse auf einem Formular (Muster PTV 5, Abb. 5.5) mitgeteilt. Er enthält einen Freitext-Begründungsteil, der nur für den Psychotherapeuten, nicht aber für die Krankenkasse einsehbar ist.

Name und Anschrift Therapeut*in

Gutachten   **PTV 5**

Chiffre
Patient*in

Anfangsbuchstabe | Geburtsdatum
des Familiennamens | 6-stellig

Bearbeitungsnummer der Krankenkasse

Name und Anschrift Krankenkasse

Bericht Therapeut*in vom   T T M M J J

Eingangsdatum Krankenkasse   T T M M J J

Eingangsdatum Gutachter*in   T T M M J J

Unter Beachtung des § 70 SGB V sind die Voraussetzungen für die Leistungspflicht der Krankenkasse
gemäß Psychotherapie-Richtlinie und Psychotherapie-Vereinbarung meiner gutachterlichen Einschätzung nach
für den Antrag auf Psychotherapie

☐ als erfüllt anzusehen   ☐ als nicht erfüllt
                                    anzusehen

Für die KZT1, KZT2 oder LZT

insgesamt
beantragt   ____ Therapieeinheiten mit GOP des EBM   _____ , _____

insgesamt
befürwortet   ____ Therapieeinheiten mit GOP des EBM   _____ , _____ , _____

Für den Einbezug von Bezugspersonen

insgesamt
beantragt   ____ Therapieeinheiten mit GOP des EBM   _____ B, _____ B

insgesamt
befürwortet   ____ Therapieeinheiten mit GOP des EBM   _____ B, _____ B

Begründung nur für Therapeut*in bei Befürwortung, Teilbefürwortung und Nichtbefürwortung

_____

_____

_____

_____

_____

Kurzbegründung für die Krankenkasse bei Fehlen von Voraussetzungen

☐ Es werden Störungen beschrieben, die nicht im Indikationsbereich der
   Psychotherapie-Richtlinie gemäß § 27 enthalten sind

☐ Das Störungsmodell bzw. die aktuell wirksame Psychodynamik der psychischen Erkrankung gemäß eines in
   § 15 Psychotherapie-Richtlinie zugelassenen Psychotherapieverfahrens wird nicht ausreichend erkennbar

☐ Die Zielsetzung der Therapie überschreitet die Grenzen der vertragsärztlichen
   Versorgung gemäß § 1 der Psychotherapie-Richtlinie

☐ Die Wahl des Psychotherapieverfahrens bzw. des methodischen Vorgehens lässt einen Behandlungserfolg nicht oder
   nicht ausreichend erwarten (unwirtschaftlich, unzweckmäßig) oder ist nicht über die Psychotherapie-Richtlinie zugelassen

☐ Für das beantragte Psychotherapieverfahren lassen die Voraussetzungen bei der Patientin oder beim Patienten oder die
   Lebensumstände einen ausreichenden Behandlungserfolg nicht oder nicht ausreichend erwarten

ggf. Erläuterung

_____

_____

_____

Ausstellungsdatum
T T M M J J

Stempel / Unterschrift Gutachter*in

| **Ausfertigung Therapeut*in** |

Muster PTV 5a (7.2020)

Abb. 5.5   PTV 5

Gutachten   PTV 5

Name und Anschrift Therapeut*in

Chiffre
Patient*in

Anfangsbuchstabe | Geburtsdatum
des Familiennamens | 6-stellig

Bearbeitungsnummer der Krankenkasse

Name und Anschrift Krankenkasse

Bericht Therapeut*in vom   T T M M J J

Eingangsdatum Krankenkasse   T T M M J J

Eingangsdatum Gutachter*in   T T M M J J

Unter Beachtung des § 70 SGB V sind die Voraussetzungen für die Leistungspflicht der Krankenkasse gemäß Psychotherapie-Richtlinie und Psychotherapie-Vereinbarung meiner gutachterlichen Einschätzung nach für den Antrag auf Psychotherapie

☐ als erfüllt anzusehen   ☐ als nicht erfüllt anzusehen

Für die KZT1, KZT2 oder LZT

insgesamt beantragt ☐☐☐ Therapieeinheiten mit GOP des EBM ☐☐☐☐ , ☐☐☐☐

insgesamt befürwortet ☐☐☐ Therapieeinheiten mit GOP des EBM ☐☐☐☐ , ☐☐☐☐

Für den Einbezug von Bezugspersonen

insgesamt beantragt ☐☐☐ Therapieeinheiten mit GOP des EBM ☐☐☐ B, ☐☐☐ B

insgesamt befürwortet ☐☐☐ Therapieeinheiten mit GOP des EBM ☐☐☐ B, ☐☐☐ B

Begründung nur für Therapeut*in bei Befürwortung, Teilbefürwortung und Nichtbefürwortung

_____

_____

_____

_____

Kurzbegründung für die Krankenkasse bei Fehlen von Voraussetzungen

☐ Es werden Störungen beschrieben, die nicht im Indikationsbereich der Psychotherapie-Richtlinie gemäß § 27 enthalten sind

☐ Das Störungsmodell bzw. die aktuell wirksame Psychodynamik der psychischen Erkrankung gemäß eines in § 15 Psychotherapie-Richtlinie zugelassenen Psychotherapieverfahrens wird nicht ausreichend erkennbar

☐ Die Zielsetzung der Therapie überschreitet die Grenzen der vertragsärztlichen Versorgung gemäß § 1 der Psychotherapie-Richtlinie

☐ Die Wahl des Psychotherapieverfahrens bzw. des methodischen Vorgehens lässt einen Behandlungserfolg nicht oder nicht ausreichend erwarten (unwirtschaftlich, unzweckmäßig) oder ist nicht über die Psychotherapie-Richtlinie zugelassen

☐ Für das beantragte Psychotherapieverfahren lassen die Voraussetzungen bei der Patientin oder beim Patienten oder die Lebensumstände einen ausreichenden Behandlungserfolg nicht oder nicht ausreichend erwarten

ggf. Erläuterung

_____

_____

Ausstellungsdatum
T T M M J J

Stempel / Unterschrift Gutachter*in

Ausfertigung Gutachter*in

Muster PTV 5b (7.2020)

Abb. 5.5 (Fortsetzung)

Name und Anschrift Therapeut*in

Name und Anschrift Krankenkasse

Gutachten   **PTV 5**

Chiffre
Patient*in

Anfangsbuchstabe | Geburtsdatum
des Familiennamens | 6-stellig

Bearbeitungsnummer der Krankenkasse

Bericht Therapeut*in vom   T T M M J J

Eingangsdatum Krankenkasse   T T M M J J

Eingangsdatum Gutachter*in   T T M M J J

Unter Beachtung des § 70 SGB V sind die Voraussetzungen für die Leistungspflicht der Krankenkasse
gemäß Psychotherapie-Richtlinie und Psychotherapie-Vereinbarung meiner gutachterlichen Einschätzung nach
für den Antrag auf Psychotherapie

☐ als erfüllt anzusehen   ☐ als nicht erfüllt anzusehen

Für die KZT1, KZT2 oder LZT

insgesamt
beantragt   Therapieeinheiten mit GOP des EBM

insgesamt
befürwortet   Therapieeinheiten mit GOP des EBM

Für den Einbezug von Bezugspersonen

insgesamt
beantragt   Therapieeinheiten mit GOP des EBM   B,   B

insgesamt
befürwortet   Therapieeinheiten mit GOP des EBM   B,   B

Begründung nur für Therapeut*in bei Befürwortung, Teilbefürwortung und Nichtbefürwortung

Kurzbegründung für die Krankenkasse bei Fehlen von Voraussetzungen

☐ Es werden Störungen beschrieben, die nicht im Indikationsbereich der
Psychotherapie-Richtlinie gemäß § 27 enthalten sind

☐ Das Störungsmodell bzw. die aktuell wirksame Psychodynamik der psychischen Erkrankung gemäß eines in
§ 15 Psychotherapie-Richtlinie zugelassenen Psychotherapieverfahrens wird nicht ausreichend erkennbar

☐ Die Zielsetzung der Therapie überschreitet die Grenzen der vertragsärztlichen
Versorgung gemäß § 1 der Psychotherapie-Richtlinie

☐ Die Wahl des Psychotherapieverfahrens bzw. des methodischen Vorgehens lässt einen Behandlungserfolg nicht oder
nicht ausreichend erwarten (unwirtschaftlich, unzweckmäßig) oder ist nicht über die Psychotherapie-Richtlinie zugelassen

☐ Für das beantragte Psychotherapieverfahren lassen die Voraussetzungen bei der Patientin oder beim Patienten oder die
Lebensumstände einen ausreichenden Behandlungserfolg nicht oder nicht ausreichend erwarten

ggf. Erläuterung

Ausstellungsdatum
T T M M J

Stempel / Unterschrift Gutachter*in

Ausfertigung Krankenkasse

Muster PTV 5c (7.2020)

Abb. 5.5   (Fortsetzung)

5.4   Die Richtlinientherapien

Von einer Richtlinientherapie spricht man, wenn ein bestimmtes Psychotherapieverfahren den Voraussetzungen entspricht, die in der jeweils aktuellen „Richtlinie des Gemeinsamen Bundesausschusses über die Durchführung der Psychotherapie (Psychotherapie-Richtlinie)" beschrieben sind. Diese Richtlinie definiert, welche anerkannten Psychotherapieverfahren von der Gesetzlichen Krankenversicherung bezahlt werden. Derzeit sind dies folgende Verfahren:

- Psychoanalytisch begründete Verfahren (tiefenpsychologisch fundierte Psychotherapie und analytische Psychotherapie)
- Verhaltenstherapie
- Systemische Therapie

Für diese Verfahren konnten Nachweise erbracht werden, die eine wissenschaftliche Anerkennung rechtfertigen. Sie sind bei festgestellter Notwendigkeit auch wirksam und – wichtig für die Krankenkassen – wirtschaftlich.

Die im Folgenden wiedergegebenen Definitionen bzw. Beschreibungen der einzelnen Psychotherapieverfahren sind dem Psychotherapiemuster PTV 10 entnommen, welches jedem Patienten nach der Inanspruchnahme der psychotherapeutischen Sprechstunde vom Psychotherapeuten zusätzlich zum Muster PTV 11 ausgehändigt wird (vgl. Abschn. 5.1 bzw. 8.1).

Alle Psychotherapieformblätter können auf der Website der Kassenärztlichen Bundesvereinigung (KVB) unter folgendem Link heruntergeladen werden: https://www.kbv.de/html/27068.php

5.4.1   Analytische Psychotherapie

Bei der analytischen Psychotherapie liegt die Annahme zugrunde, dass Krankheitssymptome durch konflikthafte unbewusste Verarbeitung von frühen oder später im Leben erworbenen Lebens- und Beziehungserfahrungen verursacht und aufrechterhalten werden. In der therapeutischen Beziehung zwischen Patient und Therapeut spielt das Erkennen und Bewusstmachen von verdrängten Gefühlen, Erinnerungen und Beziehungsmustern, die gegenwärtig Krankheitssymptome verursachen, eine zentrale Rolle. Dadurch kann in der Gegenwart zunächst unverständlich erscheinendes Fühlen und Handeln in der therapeutischen Beziehungsarbeit verstanden und verändert werden.

Die Höchstgrenze liegt laut Psychotherapie-Richtlinie für Erwachsene bei 300 Stunden (Einzeltherapie) bzw. 150 Doppelstunden (Gruppentherapie).

5.4.2 Tiefenpsychologisch fundierte Psychotherapie

Bei der tiefenpsychologisch fundierten Psychotherapie werden Krankheitssymptome als Folge von aktuellen Konflikten in Beziehungen oder von nicht bewältigten Beziehungserfahrungen und Konflikten aus früheren Lebensphasen gesehen. Diese Konflikte und Erfahrungen können das spätere Leben bestimmen und psychische Erkrankungen zur Folge haben. Ziel der Behandlung ist es, die zugrundeliegenden unbewussten Motive und Konflikte der aktuellen Symptome zu erkennen und sich mit diesen auseinanderzusetzen. Der Patient wird in der Psychotherapie dabei unterstützt, durch Einsichten in die Zusammenhänge und Ursachen der aktuellen Symptome Veränderungen im Erleben oder Verhalten zu erreichen.

Die Höchstgrenze liegt laut Psychotherapie-Richtlinie für Erwachsene hier bei 100 Stunden (Einzeltherapie) bzw. 80 Doppelstunden (Gruppentherapie.)

5.4.3 Verhaltenstherapie

Die Verhaltenstherapie basiert auf der Annahme, dass psychische Beschwerden das Ergebnis von bewussten und nichtbewussten Lernprozessen sind. Zu Beginn der Behandlung wird gemeinsam mit dem Patienten erarbeitet, welche Bedingungen seiner Lebensgeschichte und der aktuellen Lebenssituation zur Entstehung und Aufrechterhaltung der psychischen Symptomatik beigetragen haben und weiter wirksam sind. Auf dieser Grundlage werden gemeinsam die Therapieziele und der Behandlungsplan festgelegt. In der Verhaltenstherapie wird die der Patient zur aktiven Veränderung seines Handelns, Denkens und Fühlens motiviert und angeleitet. Dabei werden die bereits vorhandenen Stärken und Fähigkeiten herausgearbeitet und für den Veränderungsprozess nutzbar gemacht.

Hier liegt die Höchstgrenze laut Psychotherapie-Richtlinie für Erwachsene bei 80 Stunden einschließlich Gruppentherapie in Doppelstunden.

5.4.4   Systemische Therapie

In der Systemischen Therapie werden psychische Störungen unter besonderer Berücksichtigung von Beziehungen verstanden. Neben der Sicht auf Belastendes stehen die Nutzung eigener Kompetenzen und Fähigkeiten des Patienten bzw. seines Umfeldes im Mittelpunkt. Die Therapie orientiert sich an den Aufträgen und Anliegen der Patienten. Ziel ist es, symptomfördernde Verhaltensweisen, Interaktionsmuster und Bewertungen umwandeln zu helfen und neue, gesundheitsfördernde Lösungsansätze zu entwickeln. In die Therapie können Lebenspartner oder andere wichtige Bezugspersonen einbezogen werden. Die Systemische Therapie im Mehrpersonensetting, die dann beispielsweise gemeinsam mit der Kernfamilie oder der erweiterten Familie stattfindet, nutzt die Angehörigen als Ressource für die Behandlung und die Veränderung von bedeutsamen Beziehungen und Interaktionen.

Die Höchstgrenzen laut Psychotherapie-Richtlinie liegen für Erwachsene bei 48 Stunden einschließlich Gruppentherapie in Doppelstunden.

5.5   Der Abschluss der Richtlinientherapie

Eine Richtlinientherapie kann nicht unbegrenzt fortgeführt werden. Wie bereits beschrieben, gelten in den unterschiedlichen Psychotherapieverfahren jeweils eigene Höchstgrenzen. In der Psychotherapie-Richtlinie wird in diesem Zusammenhang ausgeführt, dass eine Begrenzung des Therapiekontingents „sowohl unter therapeutischen als auch unter wirtschaftlichen Aspekten" erforderlich sei (§ 28 Abs. 1 Psychotherapie-Richtlinie) und dass innerhalb dieser Kontingentgrenzen „in der Regel ein Behandlungserfolg erwartet werden kann".

Es ist aus therapeutischer Sicht äußerst wichtig, diese Kontingentgrenzen im Auge zu behalten, damit man nicht mitten im therapeutischen Prozess in das Therapieende „hineinstolpert". Die Höchstgrenzen bei der Planung der therapeutischen Ziele und bei der Auswahl der „Themen", die psychotherapeutisch in der zur Verfügung stehenden Zeit bearbeitet werden sollen, zu berücksichtigen, steht in der Verantwortung des Psychotherapeuten. Kurz vor dem absehbaren Ende einer Richtlinientherapie noch schnell „ein neues

Fass aufzumachen", ist nicht sinnvoll und lässt den Patienten damit unnötigerweise „im Regen stehen".

Wenn bei Beantragung einer Langzeittherapie bereits absehbar ist, dass ein Patient nach Abschluss der Richtlinientherapie weiterhin eine gewisse psychotherapeutische Unterstützung benötigt, kann der Psychotherapeut in dem Formular PTV 2 (siehe Abschn. 8.2) angeben, dass ein Teil des beantragten Gesamtkontingents als sog. „Rezidivprophylaxe" (Rückfallprophylaxe in Form einer „ausschleichenden Behandlung" mit niedriger Behandlungsfrequenz) durchgeführt werden soll. Hierbei handelt es sich nicht um zusätzliche Therapiestunden.

Wenn die Richtlinientherapie abgeschlossen ist, teilt der Psychotherapeut dies der Krankenkasse mit. Ab diesem offiziellen Abschlussdatum gilt für den Zeitraum von zwei Jahren eine grundsätzliche „Sperre" für eine erneute Richtlinientherapie im gleichen Psychotherapieverfahren. Im gleichen Psychotherapieverfahren ist eine erneute Richtlinientherapie innerhalb dieser „Sperrfrist" nur möglich, wenn die Notwendigkeit im Rahmen eines Gutachterverfahrens (vgl. Abschn. 8.4) durch den externen Gutachter bestätigt wird.

Eine Ausnahme stellen die Sitzungen dar, die vorab als „Rezidivprophylaxe" beantragt wurden: Diese Sitzungen können innerhalb der Zwei-Jahres-Frist nach Abschluss der Richtlinienpsychotherapie in Anspruch genommen werden, später allerdings nicht mehr.

Eine Rezidivprophylaxe kann nur bei einer Langzeittherapie beantragt werden. Zum Umfang der Rezidivprophylaxe gibt die Psychotherapie-Richtlinie im § 14 Abs. 3 folgende Grenzen vor:

„Bei einer Behandlungsdauer von 40 oder mehr Stunden können maximal 8 Stunden und bei einer Behandlungsdauer von 60 oder mehr Stunden maximal 16 Stunden für die Rezidivprophylaxe genutzt werden. Bei Kindern und Jugendlichen können im Falle der Hinzuziehung von relevanten Bezugspersonen bei einer Behandlungsdauer von 40 oder mehr Stunden maximal 10 Stunden und bei einer Behandlungsdauer von 60 oder mehr Stunden maximal 20 Stunden für die Rezidivprophylaxe genutzt werden. Satz 2 gilt entsprechend für die Behandlung von Menschen mit einer geistigen Behinderung. Sie sind Bestandteil des bewilligten Gesamtkontingents."

Abb. 5.6 zeigt schematisch die Möglichkeit einer Rezidivprophylaxe nach einer Langzeitrichtlinientherapie.

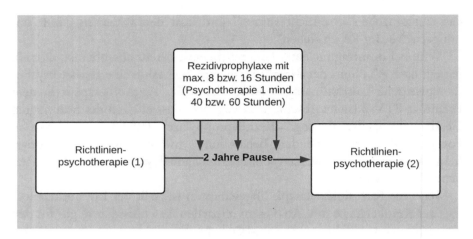

Abb. 5.6   Rezidivprophylaxe nach einer Langzeitrichtlinientherapie

5.6   Welches Richtlinienverfahren bei welcher Diagnose?

Wie bereits dargestellt, erhalten Sie bei der Klärung der Frage, welches Psychotherapieverfahren in Ihrer individuellen Situation sinnvoll ist, professionelle Unterstützung durch den Psychotherapeuten im Rahmen der psychotherapeutischen Sprechstunde. Generell kann man aber einige Feststellungen treffen, in welchen Konstellationen ein bestimmtes Psychotherapieverfahren voraussichtlich eher geeignet ist.

Grundsätzlich sind laut Psychotherapie-Richtlinie alle anerkannten Richtlinienverfahren für die Behandlung folgender Indikationen geeignet:

- Affektive Störungen: Depressive Episoden, rezidivierende depressive Störungen, Dysthymie
- Angststörungen und Zwangsstörungen
- Somatoforme Störungen und Dissoziative Störungen (Konversionsstörungen)
- Reaktionen auf schwere Belastungen und Anpassungsstörungen
- Essstörungen
- Nicht-organische Schlafstörungen
- Sexuelle Funktionsstörungen
- Persönlichkeitsstörungen und Verhaltensstörungen
- Verhaltens- und emotionale Störungen mit Beginn in der Kindheit und Jugend

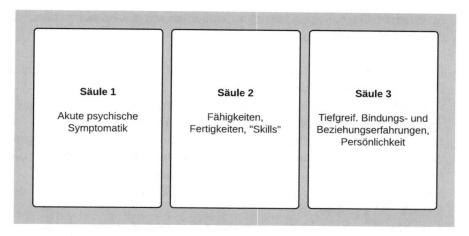

Abb. 5.7 Drei-Säulen-Modell zu zentralen Ansatzpunkten von Therapiezielen

Weitere Indikationen für die Anwendung von Psychotherapie neben oder nach einer somatisch-ärztlichen Behandlung sind in der Psychotherapie-Richtlinie unter bestimmten Voraussetzungen beschrieben (§ 27 Abs. 2 Psychotherapie-Richtlinie).

Die verschiedenen Psychotherapieverfahren unterscheiden sich allerdings teilweise hinsichtlich ihrer hauptsächlichen therapeutischen „Zielpunkte". Dies soll anhand eines „Drei-Säulen-Modells" erläutert werden (Abb. 5.7):

Säule 1 stellt die psychische Symptomatik dar. Psychotherapeutisches Ziel ist eine möglichst rasche Reduktion der psychischen Beschwerden auf Symptomebene, nach Möglichkeit mit kompletter Remission (vollständiges Zurückgehen der Symptome). Es geht z. B. darum, sich wieder aufraffen und aus dem Haus gehen zu können, mehr Energie zu entwickeln, besser schlafen zu können usw.

Säule 2 steht für neue Fähigkeiten, Fertigkeiten und „Skills", die der Patient im Rahmen der Psychotherapie erlernen soll. Hierbei handelt es sich beispielsweise um die Themen soziale Kompetenz (sich abgrenzen können, nein sagen können, Forderungen stellen können), emotionale Kompetenz (Gefühle differenziert benennen können, mit Gefühlen besser umgehen können), Entspannungsfähigkeit (z. B. mittels Progressiver Muskelrelaxation, Autogenem Training oder Mindfulness Based Stress Reduction), Stresstoleranz etc.

Säule 3 repräsentiert tiefgreifende Bindungs- und Beziehungserfahrungen einschließlich der Persönlichkeit. Psychotherapeutisch geht es um das Erkennen von (kindlichen oder später erworbenen) Lebens- und Beziehungserfahrungen und unbewussten Beziehungsmustern, die sich auch in der therapeutischen Beziehung manifestieren und damit einer bewussten therapeutischen Bearbeitung zugänglich sind.

An welchen dieser „Säulen" setzen nun die einzelnen psychotherapeutischen Verfahren überwiegend an?

- Die Verhaltenstherapie mit ihrem relativ geringen Therapiekontingent setzt primär an den Säulen 1 und 2 an.
- Die tiefenpsychologisch fundierte Psychotherapie mit einem mittleren Therapiekontingent setzt an den Säulen 1, 2 und teilweise 3 an.
- Die analytische Psychotherapie ist mit dem höchsten Therapiekontingent und einer Therapiefrequenz von bis zu drei Sitzungen pro Woche in der Lage, besonders wirksam auch an der Säule 3 anzusetzen.
- Eine psychotherapeutische Akutbehandlung setzt überwiegend an der Säule 1 und ggf. 2 an.
- Ausschließlich an der Säule 1 setzt eine medikamentöse Therapie an.

Die psychotherapeutischen Verfahren unterscheiden sich auch in der Frage, wo bzw. wann die hauptsächliche psychotherapeutische Veränderung geschieht. Man kann vereinfacht sagen, dass bei der Verhaltenstherapie mit ihrer sehr konkreten, alltagspraktischen Herangehensweise und dem Konzept der „Hausaufgaben" (konkret besprochene Übungen, die der Patient bis zur nächsten Sitzung selbstständig durchführt) wichtige psychotherapeutische Entwicklungen und Schritte auch zwischen den Sitzungen geschehen. In der analytischen Psychotherapie geschehen die wesentlichen Entwicklungen innerhalb der psychotherapeutischen Beziehung, was auch die Notwendigkeit der hohen Sitzungsfrequenz mit bis zu drei Sitzungen pro Woche und des umfangreichen Therapiekontingents (bei Erwachsenen bis zu 300 Sitzungen) erklärt.

Die maximalen Therapiekontingente (Höchstgrenzen gemäß Psychotherapie-Richtlinie) in den einzelnen Richtlinienverfahren sind im Abschn. 4.1 in den Abb. 4.1 und 4.2 dargestellt.

Psychotherapie kann auch in gesonderten „Phasen" mit unterschiedlichen therapeutischen Schwerpunkten durchgeführt werden. Es kann z. B. Sinn machen, zunächst mittels Verhaltenstherapie eine Symptombehandlung durchzuführen und dem Patienten durch neue Fähigkeiten, Fertigkeiten und „Skills" zusätzliche Werkzeuge an die Hand zu geben. Wenn sich herausstellt, dass tiefgreifende dysfunktionale Beziehungsmuster oder Aspekte der Persönlichkeit zu einer neuerlichen psychischen Störung führen bzw. eine ausreichende Reduktion der Symptome nicht zu erreichen ist, kann „im zweiten

Durchgang" auf einer tieferen Ebene mit höherer Therapiefrequenz und einem großen Therapiekontingent in einem psychoanalytisch begründeten Verfahren (tiefenpsychologisch fundierte Psychotherapie oder analytische Psychotherapie) gearbeitet werden.

5.7 Sonderfall: Psychotherapeutische Akutbehandlung

Die psychotherapeutische Akutbehandlung stellt ein psychotherapeutisches Angebot für Menschen mit einer akuten psychischen Symptomatik und besonders dringendem psychotherapeutischem Behandlungsbedarf dar, bei der es primär darum geht, eine kurzfristige Entlastung auf Symptomebene zu erreichen und eine Chronifizierung zu vermeiden. Bei der psychotherapeutischen Akutbehandlung geht es (im Gegensatz zu einer Richtlinientherapie) nicht darum, das psychische Problem möglichst „von der Wurzel her" zu beheben, was ein langwieriger Prozess sein kann, sondern rasch zu helfen und den betroffenen Menschen in Not zeitnah zu stabilisieren. Bei der psychotherapeutischen Akutbehandlung handelt es sich um eine psychotherapeutische „Soforthilfe" ohne viel Bürokratie (hier besteht nur eine Anzeigepflicht der Therapie gegenüber der Krankenkasse, keine Genehmigungspflicht), bei der sofort „losgelegt" werden kann, z. B. mit dem Ziel, eine stationäre Krankenhausbehandlung zu vermeiden, drohende Arbeitsunfähigkeit abzuwenden und nicht chronisch psychisch krank zu werden.

Wenn nach der psychotherapeutischen Akutbehandlung festgestellt wird, dass darüber hinaus eine Richtlinientherapie erforderlich ist, werden zunächst mind. zwei probatorische Sitzungen durchgeführt. Das im Rahmen der Akutbehandlung „verbrauchte" Stundenkontingent wird auf das Gesamtkontingent der nachfolgenden Richtlinientherapie angerechnet, sofern die Behandlung bei dem gleichen Psychotherapeuten fortgeführt wird – nicht aber, wenn die Richtlinientherapie bei einem anderen Psychotherapeuten in Anspruch genommen wird. Deshalb kann die Akutbehandlung auch „getrennt" von der eigentlichen Psychotherapie (auf die man in der Regel mehrere Monate wartet) erfolgen.

5.8   Einzel- oder Gruppenpsychotherapie?

Eine Richtlinientherapie kann als Einzeltherapie, als Gruppentherapie oder als Kombination aus Einzel- und Gruppentherapie durchgeführt werden. Bei einer Systemischen Therapie kann auch eine gemeinsame Behandlung mit wichtigen Bezugspersonen aus der Familie oder dem sozialen Umfeld im „Mehrpersonensetting" erfolgen.

Ein Gruppensetting ist besonders geeignet bei interpersonellen Problemen, die in diesem Rahmen unmittelbar sichtbar werden und psychotherapeutisch bearbeitet werden können. In einer Gruppe ist für den Patienten auch erfahrbar, dass andere Menschen mit den gleichen oder ähnlichen Problemen zu kämpfen haben. Darüber hinaus können neue Verhaltensweisen in diesem therapeutisch begleiteten Rahmen erprobt werden mit dem Vorteil, dass diesbezügliche Rückmeldungen nicht nur von therapeutischer Seite, sondern auch von Seiten der anderen Gruppenmitglieder erfolgen können.

Neben einer Richtlinientherapie im Gruppensetting steht als gesonderte Leistung die sog. „Gruppenpsychotherapeutische Grundversorgung" als zusätzliche psychotherapeutische Behandlungsform zur Verfügung. Sie dient gemäß Psychotherapie-Richtlinie „der strukturierten Vermittlung und weiteren Vertiefung von grundlegenden Inhalten der ambulanten Psychotherapie auch mit dem Ziel, individuelle Hemmschwellen und Vorbehalte, insbesondere gegenüber Psychotherapie in Gruppen, abzubauen und die Motivation zur Teilnahme an einer Gruppentherapie aufzubauen und zu stärken." Gruppenpsychotherapeutische Grundversorgung ist keine Richtlinientherapie und muss vorab der Krankenkasse weder angezeigt noch von dieser genehmigt werden. Sie ersetzt auch keine Richtlinientherapie. Soll im Anschluss an eine Gruppenpsychotherapeutische Grundversorgung eine Richtlinientherapie durchgeführt werden, sind auch hier zunächst mind. zwei probatorische Sitzungen erforderlich.

5.9   Medikamentöse Therapie psychischer Erkrankungen (anstelle von Psychotherapie oder als Kombinationsbehandlung)

Immer wieder stellt sich im Vorfeld einer Psychotherapie oder im Rahmen der Behandlung die Frage, ob die vorliegende Erkrankung medikamentös behandelt werden soll.

Es gibt Konstellationen, in denen es sinnvoll sein kann, vor Beginn einer Psychotherapie oder auch begleitend zur Psychotherapie eine medikamentöse Behandlung durchzuführen. Wenn beispielsweise aufgrund der Symptome einer schweren Depression der Patient in seiner Konzentration und Aufmerksamkeit schwer beeinträchtigt ist, kann es erforderlich sein, zunächst die Symptome medikamentös zu behandeln und auf diese Weise überhaupt erst die Fähigkeit herzustellen, einem 50-minütigen Gespräch zu folgen und aktiv mitzuarbeiten. Andernfalls wäre eine Überforderung zu befürchten, die nicht hilfreich wäre.

Ob eine medikamentöse, eine psychotherapeutische oder eine kombinierte Behandlung zu empfehlen ist, wird teilweise in Leitlinienempfehlungen beschrieben. Bei einer akuten schweren depressiven Episode soll beispielsweise laut „Nationalen Versorgungsleitlinie (NVL) Unipolare Depression" (Stand: 2022, Version 3.1) eine Kombinationsbehandlung mit medikamentöser Therapie und Psychotherapie empfohlen werden. Wenn eine Kombinationsbehandlung von dem Patienten abgelehnt wird, sollen bei akuten schweren depressiven Episoden Psychotherapie oder medikamentöse Therapie gleichwertig als Monotherapie angeboten werden, so die aktuelle Empfehlung in der NVL.

Sprechen Sie Ihren Psychotherapeuten auf das Thema medikamentöse Behandlung an. Es gibt viele Fälle, in denen eine Kombinationstherapie mit Psychotherapie plus medikamentöser Behandlung Sinn machen kann. In diesem Fall sollte Ihr Psychotherapeut sich regelmäßig mit dem verordnenden Arzt (z. B. Facharzt für Psychiatrie und Psychotherapie, Hausarzt) abstimmen, um die Wirksamkeit der kombinierten Behandlung zu überprüfen. Seien Sie kritisch, wenn Ihr Psychotherapeut eine Kombinationsbehandlung von vornherein bzw. grundsätzlich ablehnt. Dies entspricht nicht dem aktuellen Stand der wissenschaftlichen Erkenntnisse.

Zusammenfassung

Die Psychotherapie-Richtlinie sieht zur Behandlung psychischer Erkrankungen zu Lasten der Gesetzlichen Krankenversicherung aktuell die psychoanalytisch begründeten Verfahren (tiefenpsychologisch fundierte Psychotherapie, analytische Psychotherapie), die Verhaltenstherapie und die Systemische Therapie als nachgewiesen wirksame Therapien vor. Bei der Klärung der Frage, welches Psychotherapieverfahren bei Ihnen besonders geeignet bzw. erfolgversprechend ist, unterstützt Sie der Psychotherapeut im Rahmen der psychotherapeutischen Sprechstunde. Diese ist Voraussetzung für eine Psychotherapie oder – falls eine akute psychische Symptomatik mit besonders dringendem Behandlungsbedarf vorliegt – ggf. für eine psychotherapeutische Akutbehandlung. Während die Akutbehandlung direkt nach der psychotherapeutischen Sprechstunde begonnen werden kann, muss eine Richtlinientherapie bei der Krankenkasse beantragt werden. Im Rahmen probatorischer Sitzungen wird neben der nochmaligen Prüfung der Indikation für eine Richtlinientherapie auch geklärt, ob eine persönliche „Passung" zwischen Ihnen als Patient und dem Psychotherapeuten vorliegt und Sie gut miteinander arbeiten können. Wird nicht nur eine Kurzzeittherapie (2 x 12 Sitzungen) beantragt, schaltet die Krankenkasse einen externen Gutachter ein. Ihr Psychotherapeut erstellt ggf. einen ausführlichen Bericht an den Gutachter, den nur dieser einsehen kann. Richtlinientherapie kann als Einzelbehandlung, Gruppenbehandlung und kombiniert durchgeführt werden. Für jedes Richtlinienverfahren sind individuelle Höchstgrenzen vorgesehen, die von 48 Stunden bei Systemischer Therapie bis hin zu 300 Stunden bei analytischer Psychotherapie reichen.

6

Ambulant, oder erst in die Klinik?

6.1 Wenn ambulante Behandlung nicht ausreicht – besser in die Klinik?

Im Rahmen der psychotherapeutischen Sprechstunde kann sich herausstellen, dass anstelle einer psychotherapeutischen Behandlung (zunächst) eine stationäre psychiatrische bzw. psychosomatische Krankenhausbehandlung erforderlich ist. Die Notwendigkeit einer stationären Krankenhausbehandlung kann sich aus verschiedenen Gründen ergeben. Grundsätzlich kann man sagen, dass eine Krankenhausbehandlung dann erforderlich ist, wenn eine ambulante Behandlung (ambulante Psychotherapie, ggf. mit ambulanter fachärztlicher Mitbehandlung durch einen Psychiater) nicht ausreichend ist, um das Behandlungsziel zu erreichen. Beispiele hierfür können sein:

- Die psychische Symptomatik ist so schwer, dass eine ambulante Psychotherapie gar nicht durchgeführt werden kann (z. B. schwere depressive Episode mit psychotischen Symptomen).
- Es braucht eine Verfügbarkeit von Ärzten bzw. Psychotherapeuten „rund um die Uhr".
- Die psychische Erkrankung bedarf einer intensiveren Behandlung (z. B. bei dem gleichzeitigen Vorliegen mehrerer schwerer psychischer Erkrankungen).
- Trotz erfolgter ambulanter Psychotherapie und ggf. ambulanter fachärztlich-psychiatrischer Mitbehandlung (evtl. mit medikamentöser Behandlung) kommt es zu keiner Besserung der Symptomatik oder sogar zu einer Verschlechterung.

© Der/die Autor(en), exklusiv lizenziert an Springer-Verlag GmbH, DE, ein Teil von Springer Nature 2023
C. Schlesiger, K. Schlesiger, *Psychotherapie-Kompass*,
https://doi.org/10.1007/978-3-662-66007-2_6

- Es liegen schwere körperliche Beeinträchtigungen bzw. Risiken vor (z. B. bei Alkoholintoxikation oder bei einer Essstörung mit massivem Untergewicht).
- Es liegt akute Selbst- oder Fremdgefährdung vor (Einweisung im Notfall).

6.2   Krankenhausbehandlung oder Reha – wo liegt der Unterschied?

Für medizinische Laien ist es schwer zu verstehen, worin der Unterschied zwischen einer psychiatrischen oder psychosomatischen Krankenhausbehandlung und einer psychosomatischen Rehabilitation besteht. Im Folgenden geben wir daher einige Informationen wieder, die helfen sollen, sich in dem unübersichtlichen Behandlungssystem ein wenig besser auszukennen.

6.2.1   Krankenhausbehandlung

Vereinfacht kann man sagen, dass eine stationäre Krankenhausbehandlung dann infrage kommt, wenn eine ambulante Behandlung nicht ausreicht. Eine stationäre Behandlung in einem psychiatrischen oder psychosomatischen Krankenhaus kann entweder „(voll)stationär" oder „teilstationär" durchgeführt werden. Eine vollstationäre Behandlung bedeutet eine zeitlich ununterbrochene Behandlung im Krankenhaus, während bei einer teilstationären Behandlung, z. B. in einer psychiatrischen Tagesklinik, der Patient die Nacht zu Hause verbringen kann.

Eine Krankenhausbehandlung dient vorrangig der „kurativen", also auf „Heilung" ausgerichteten Behandlung psychischer Erkrankungen, kann aber auch bei chronischen psychischen Erkrankungen indiziert sein, bei denen nicht zu erwarten ist, dass durch die ambulante Behandlung ein vollständiger Rückgang der Symptome (Krankheitszeichen) erreicht werden kann. Bei einer Krankenhausbehandlung besteht der Schwerpunkt entsprechend auf der ärztlichen bzw. psychotherapeutischen Behandlung, was sich u. a. auch in der personellen Ausstattung der Krankenhäuser widerspiegelt.

Zur stationären Krankenhausbehandlung psychischer Erkrankungen bzw. Störungen stehen grundsätzlich folgende Einrichtungen zur Verfügung:

- Fachkrankenhäuser für Psychiatrie und Psychotherapie
- Fachkrankenhäuser für Psychosomatik bzw. Psychosomatische Medizin und Psychotherapie
- Universitätskliniken mit Abteilungen für Psychiatrie und Psychotherapie, Psychosomatik etc.
- Allgemeinkrankenhäuser mit Fachabteilungen für Psychiatrie und Psychotherapie bzw. Psychosomatik

Die Zahl der jeweiligen Krankenhäuser unterscheidet sich regional stark. Psychosomatische Krankenhäuser sind in bestimmten Regionen in Deutschland (z. B. Bayern) stärker vertreten als in anderen. Bestimmte psychische Erkrankungen können – zumindest in der Akutphase – in der Regel nur in Krankenhäusern für Psychiatrie behandelt werden und nicht in psychosomatischen Krankenhäusern. Beispiele hierfür sind schizophrene Erkrankungen mit akuter Symptomatik, Suchterkrankungen (bei akuter Intoxikation oder Entzugssymptomatik) oder demenzielle Erkrankungen.

6.2.2   Rehabilitationsbehandlung

Die Bundesarbeitsgemeinschaft Rehabilitation (BAR) definiert in ihrer Arbeitshilfe „Rehabilitation und Teilhabe psychisch erkrankter und beeinträchtigter Menschen"[1] Rehabilitationsleistungen wie folgt:
„Rehabilitationsmaßnahmen stehen chronisch kranken, von Behinderung bedrohten oder behinderten Menschen zur Verfügung. Sie sollen dazu dienen, im Anschluss an eine Erkrankung die ursprünglichen körperlichen und/ oder geistigen Fähigkeiten eines Menschen so weit wie möglich wiederherzustellen, zu verbessern oder vor Verschlimmerung zu bewahren. Der aus gesundheitlichen Gründen hervorgerufenen Bedrohung oder Beeinträchtigung der Teilhabe soll damit entgegnet und eine Behinderung oder Pflegebedürftigkeit möglichst vermieden werden."
Die Ziele einer Rehabilitation beziehen sich vorrangig nicht auf die „Heilung" einer psychischen Erkrankung (kurative Zielsetzung) in einer akuten Phase, sondern auf eine Unterstützung bei der Bewältigung der längerfristigen Folgen chronischer psychischer Erkrankungen. Das Ziel einer psychosomatischen Rehabilitation ist also in Abgrenzung zu der primär kurativen Ausrichtung einer Krankenhausbehandlung vor allem auf eine Befähigung der Betroffenen ausgerichtet, mit den Folgen der psychischen Erkrankung so umgehen zu können, dass eine bessere Teilhabe erreicht werden kann. Dies kann z. B. alltagspraktische Fertigkeiten betreffen, Verbesserungen der Kommunikation und der sozialen Kompetenz, Hilfe bei einer beruflichen Anpassung bzw. Arbeitsplatzfindung oder eine Steigerung der Belastbarkeit.
Wie eine Krankenhausbehandlung auch, kann eine Rehabilitation sowohl stationär als auch ambulant durchgeführt werden. Die überwiegende Zahl der psychosomatischen Rehabilitationen findet im stationären Setting statt. Eine ambulante Rehabilitation kann in unterschiedlichen Settings durchgeführt

---

[1] Arbeitshilfe „Rehabilitation und Teilhabe psychisch erkrankter und beeinträchtigter Menschen" Stand 2020, downloadbar über die Webseiten der Bundesarbeitsgemeinschaft für Rehabilitation e.V. (BAR) unter https://www.bar-frankfurt.de/.

werden, beispielsweise als ganztägig ambulante Rehabilitation in Wohnort-
nähe oder als mobile Rehabilitation, bei der Rehabilitationsmaßnahmen zu
Hause durchgeführt werden.

Im Anschluss an eine psychosomatische Rehabilitation besteht unter bestimmten Voraussetzungen die Möglichkeit, eine spezifische Rehanachsorge-
maßnahme in Anspruch zu nehmen, die sog. psychosomatische Rehanach-
sorge „Psy-RENA". Bei dieser Rehanachsorgeleistung soll der Patient dabei
unterstützt werden, die im Rahmen der vorangegangenen psychosomatischen
Rehabilitation erlernten Verhaltensweisen und Strategien zur Stress- und
Konfliktbewältigung im Alltag und im Berufsleben umzusetzen. Die Psy-
RENA wird in Rehabilitationseinrichtungen von ärztlichen und psychologischen Psychotherapeuten und in Psychotherapiepraxen durchgeführt und
muss innerhalb von drei Monaten nach der psychosomatischen Rehabilitation
begonnen und innerhalb eines Jahres nach Ende der psychosomatischen Rehabilitation abgeschlossen werden.

Die Abgrenzung einer psychiatrischen/psychosomatischen Krankenhausbehandlung von einer stationären Rehabilitation ist nicht einfach und war bereits
Gegenstand einer Befassung durch das Bundessozialgericht (BSG).[2] Das BSG
führte in seiner Entscheidung aus, dass die Abgrenzung zwischen vollstationärer
Krankenhausbehandlung und stationärer medizinischer Rehabilitation vor allem
im Bereich der psychotherapeutischen Medizin/Psychosomatik schwierig sei,
weil sowohl eine Rehabilitationseinrichtung als auch ein Krankenhaus sich darin
decken würden, dass beide auf die Behandlung von Krankheiten und die Be-
seitigung ihrer Folgen beim Betroffenen gerichtet seien. Deshalb könne eine
Unterscheidung „im Wesentlichen nur nach der Art der Einrichtung, den Behandlungsmethoden und dem Hauptziel der Behandlung getroffen werden, die
sich auch in der Organisation der Einrichtung widerspiegeln". Bei einer psychosomatischen Rehabilitation steht, nach Auffassung des BSG, eher die „Sicherung
des Erfolgs der vorangegangenen Behandlung" im Vordergrund, die bei psychischen Erkrankungen in der Regel in Form von ambulanter psychotherapeutischer
und fachärztlich-psychiatrischer Behandlung erfolgt.

Stationäre oder ambulante Rehabilitationen bei Abhängigkeitskranken
werden in speziellen Rehabilitationseinrichtungen durchgeführt und unterscheiden sich auch bzgl. der Voraussetzungen und Antragstellung. In diesem
Zusammenhang verweisen wir auf das Kap. 11.

---

[2] BSG-Urteil vom 20.01.2005 – Aktenzeichen B 3 KR 9/03 R.

6.2.3 Fallbeispiele

Anhand von zwei fiktiven Fallbeispielen soll die Abgrenzung zwischen psychiatrischer bzw. psychosomatischer Krankenhausbehandlung von der psychosomatischen Rehabilitation veranschaulicht werden:

Fallbeispiel 1

Herr L. leidet seit ca. 5 Monaten an einer depressiven Störung. Der Hausarzt verordnete dem Patienten ein Antidepressivum und stellte eine Überweisung an einen Facharzt für Psychiatrie und Psychotherapie aus, bei dem sich der Patient vor 3 ½ Monaten erstmalig vorstellte. Der Facharzt erhöhte zunächst die Dosis des Antidepressivums und empfahl eine psychotherapeutische Mitbehandlung. Da trotz medikamentöser Behandlung die depressive Symptomatik zunahm, stellte der Facharzt die Medikation um. Auch hierunter kam es zu einer weiteren Verschlechterung des depressiven Syndroms, sodass von einer schweren depressiven Episode auszugehen war. Aufgrund der weiter zunehmenden kognitiven Einschränkungen (eingeschränkte Konzentrations- und Merkfähigkeit) erschien die Aufnahme einer ambulanten Psychotherapie unmöglich. Der Facharzt für Psychiatrie und Psychotherapie überwies daraufhin den Patienten in ein psychiatrisches Krankenhaus.

Fallbeispiel 2

Frau L. wurde vor 2 Monaten aus einer stationären psychiatrischen Krankenhausbehandlung entlassen. Diese war aufgrund einer erneuten manischen Episode bei einer bipolaren affektiven Störung erforderlich geworden. Während der Krankenhausbehandlung konnte die manische Symptomatik zwar erfolgreich behandelt werden, allerdings folgte eine depressive Symptomatik, die bei Entlassung aus dem Krankenhaus noch nicht vollständig abgeklungen war. Im Anschluss an die Krankenhausbehandlung erfolgte die ambulante Weiterbehandlung bei einem Facharzt für Psychiatrie und Psychotherapie, in deren Rahmen eine medikamentöse Anpassung erfolgte. Insgesamt konnte hierdurch die depressive Symptomatik weiter reduziert werden, allerdings litt die Patientin weiterhin unter einer ausgeprägten Erschöpfung. Da sie infolge der manischen Symptomatik erhebliche Geldsummen ausgegeben und aufgrund „grob fahrlässiger Fehler" ihren Arbeitsplatz verloren hatte, war die Patientin stark verunsichert, wie es beruflich weitergehen soll. Es wurde deutlich, dass der stressige Beruf mit unregelmäßigen Arbeitszeiten und erheblichen Überstunden ihr eher schadete. Außerdem hatten sich Freunde von ihr abgewandt und einige ihrer Nachbarn reagierten zwischenzeitlich feindselig und kritisch, sodass sich Frau L. kaum noch aus dem Haus traute. Der Facharzt für Psychiatrie und Psychotherapie empfahl daraufhin eine stationäre psychosomatische Rehabilitation und stellte eine entsprechende Verordnung aus.

6.3   Beispiele für weitere Hilfen bei psychischen Erkrankungen

Neben der ambulanten psychotherapeutischen und psychiatrischen Behandlung durch Vertragspsychotherapeuten und Vertragsärzte, der psychiatrischen bzw. psychosomatischen Krankenhausbehandlung und der psychosomatischen Rehabilitation stehen Betroffenen weitere Hilfen zur Verfügung, die im Folgenden – ohne Anspruch auf Vollständigkeit – kurz skizziert werden sollen.

- **Psychiatrische Institutsambulanzen (PIA)** sind an Krankenhäusern angegliedert und bieten eine Behandlung durch ein multidisziplinäres Team aus Fachärzten, Psychotherapeuten, Sozialarbeitern/Sozialpädagogen sowie Gesundheits- und Pflegekräften an. Eine Behandlung in einer psychiatrischen Institutsambulanz bietet sich beispielsweise im Anschluss an eine stationäre Krankenhausbehandlung an, wenn ersichtlich ist, dass eine ambulante Facharztbehandlung nicht ausreichend ist und mit der Behandlung eine Krankenhausbehandlung vermieden bzw. verkürzt werden kann.
- **Ambulante Soziotherapie** steht psychisch schwer erkrankten Menschen zu, die nicht in der Lage sind, ambulante Behandlungsangebote wie eine Richtlinientherapie oder eine fachärztliche Behandlung selbstständig in Anspruch zu nehmen. Sie soll Krankenhausbehandlungen vermeiden. Unterstützt werden die Patienten durch Soziotherapeuten (in der Regel Sozialarbeiter/Sozialpädagogen oder Gesundheits- und Krankenpflegekräfte für Psychiatrie). Ambulante Soziotherapie darf nur von bestimmten Facharztgruppen (z. B. Facharzt für Psychiatrie und Psychotherapie, Facharzt für Neurologie), Psychotherapeuten und von Fachärzten, die in psychiatrischen Institutsambulanzen tätig sind, verordnet werden. Entsprechende Verordnungsformulare stehen zur Verfügung.
- **Ambulante Ergotherapie** ist eine Form des Hirnleistungstrainings und kann Menschen, die in ihrer Handlungsfähigkeit eingeschränkt sind, unterstützen. Sie gehört wie z. B. die Physiotherapie zur sog. Heilmittelversorgung und kann von Ärzten und Psychotherapeuten über ein entsprechendes Formular (Muster 13) verordnet werden.
- Bei der **psychiatrischen häuslichen Pflege** handelt es sich um eine besondere Form der häuslichen Krankenpflege. Sie soll psychisch kranken Menschen helfen, im Rahmen ihrer Möglichkeiten in ihrer Häuslichkeit leben zu können und ihr Leben so weit wie möglich selbstständig

zu gestalten. Psychiatrische häusliche Pflege kann von Ärzten und Psychotherapeuten über ein entsprechendes Verordnungsformular (Muster 12) unter bestimmten Voraussetzungen verordnet werden.

Wichtige Behandlungsangebote bei psychischen Erkrankungen werden in der nachfolgenden Übersicht (Abb. 6.1) nochmals zusammengefasst.

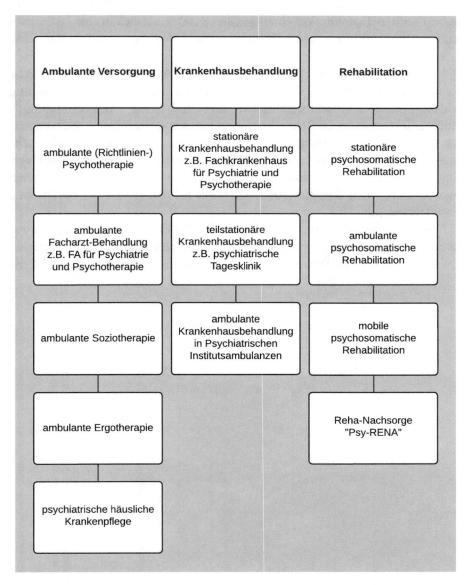

Abb. 6.1 Wichtige Behandlungsangebote bei psychischen Erkrankungen

Zusammenfassung

Wenn eine ambulante psychotherapeutische Behandlung einer psychischen Erkrankung (ggf. mit fachärztlich-psychiatrischer Mitbehandlung und medikamentöser Therapie) nicht ausreichend ist, besteht die Möglichkeit einer Behandlung in einem psychiatrischen bzw. psychosomatischen Krankenhaus. Krankenhausbehandlungen können (voll-)stationär in Krankenhäusern oder teilstationär in Tageskliniken durchgeführt werden. Sie stellen eine Intensivierung der Behandlung mit primär kurativer (auf Heilung ausgerichteter) Zielsetzung dar.

Im Gegensatz zu dieser kurativen Zielsetzung richten sich psychosomatische Rehabilitationsangebote insbesondere an chronisch kranke, von Behinderung bedrohte oder behinderte Menschen und sind keine „Akutbehandlung". Auch psychosomatische Rehabilitationen können grundsätzlich im stationären und ambulanten Setting durchgeführt werden. Als spezifische Rehanachsorgeleistung bei psychischen Erkrankungen steht die „Psy-RENA" zur Verfügung, die bei der Umsetzung des im Rahmen der vorangegangenen psychosomatischen Rehabilitation Erlernten im Alltag und im Berufsleben unterstützen soll.

Weitere Unterstützungsmöglichkeiten für chronisch psychisch und schwer kranke Menschen stellen u. a. die Anbindung an eine Psychiatrische Institutsambulanz, ambulante Soziotherapie, ambulante Ergotherapie und psychiatrische häusliche Pflege dar.

7

Wie finde ich einen Psychotherapeuten?

In diesem Kapitel möchten wir Ihnen die aussichtsreichsten Möglichkeiten nennen, wie Sie vor Ort einen geeigneten Psychotherapeuten finden können.

Gesetzlich Krankenversicherte können (und müssen in der Regel) zunächst eine psychotherapeutische Sprechstunde in Anspruch nehmen (vgl. Abschn. 5.1), in der die grundsätzliche Indikation für eine Psychotherapie abgeklärt wird. Der Psychotherapeut, bei dem die Sprechstunde in Anspruch genommen wird, ist nicht automatisch derjenige, bei dem die Psychotherapie dann auch durchgeführt wird. Privat Krankenversicherte, Beihilfeberechtigte und Selbstzahler können (und müssen) eine psychotherapeutische Sprechstunde nicht in Anspruch nehmen. Sie müssen sich direkt an den Psychotherapeuten wenden, bei dem sie die Psychotherapie auch durchführen möchten.

7.1 Vermittlungsangebote (nur) für gesetzlich Krankenversicherte: Terminservicestellen der Kassenärztlichen Vereinigungen

Gesetzlich Krankenversicherte müssen im Vorfeld einer Richtlinientherapie in der Regel eine psychotherapeutische Sprechstunde in Anspruch nehmen (vgl. Abschn. 5.1), in der geklärt wird, ob eine Psychotherapie erforderlich ist und ggf. in welcher Form. Psychotherapeutische Sprechstunden müssen verpflichtend von allen Psychotherapeuten, die zu Lasten der Gesetzlichen

© Der/die Autor(en), exklusiv lizenziert an Springer-Verlag GmbH, DE, ein Teil von Springer Nature 2023
C. Schlesiger, K. Schlesiger, *Psychotherapie-Kompass*,
https://doi.org/10.1007/978-3-662-66007-2_7

Krankenkassen abrechnen (Psychotherapeuten mit „Kassenzulassung"), in einem definierten Mindestumfang angeboten werden. Die vor Ort zuständigen Kassenärztlichen Vereinigungen haben die rechtliche Verpflichtung, über regionale Terminservicestellen (TSS) Patienten innerhalb einer bestimmten Frist einen Termin beim Arzt oder Psychotherapeuten zu vermitteln. Es gibt zwei Fallkonstellationen:

1. Falls eine psychotherapeutische Sprechstunde noch nicht stattgefunden hat, vermitteln die Terminservicestellen einen Termin für eine psychotherapeutische Sprechstunde (ohne Überweisung) bei einem Psychotherapeuten.
2. Falls bereits eine psychotherapeutische Sprechstunde stattgefunden hat und der Psychotherapeut auf dem Formular über das Ergebnis der Sprechstunde (PTV 11) vermerkt hat, dass eine entsprechende Behandlung erforderlich ist, vermitteln die Terminservicestellen auch Termine zur psychotherapeutischen Akutbehandlung oder für probatorische Sitzungen.

Die Kassenärztliche Bundesvereinigung gibt auf ihrer Website aktuell folgende Möglichkeiten an, die Terminservicestellen zu kontaktieren:

- Telefonisch unter der Rufnummer 116117
- Online mit dem E-Terminservice https://www.eterminservice.de/terminservice

Sofern Sie bereits eine psychotherapeutische Sprechstunde in Anspruch genommen haben, sollte das Formular über das Ergebnis der Sprechstunde (PTV 11) einen Überweisungs- oder Vermittlungscode enthalten, den Sie für die telefonische bzw. Online-Terminvermittlung über die Terminservicestellen benötigen.

Weitere Informationen zu den Terminservicestellen der Kassenärztlichen Vereinigungen finden Sie auf den Webseiten der Kassenärztlichen Bundesvereinigung https://www.kbv.de/html/terminservicestellen.php (Stand: Februar 2023).

7.2 Suchmöglichkeiten für alle Krankenversicherten, Beihilfeberechtigten und Selbstzahler

Wer nicht gesetzlich krankenversichert ist, kann das Angebot der psychotherapeutischen Sprechstunde nicht in Anspruch nehmen. Er muss direkt nach einem Psychotherapeuten suchen, bei dem die Therapie dann auch durchgeführt werden soll. Um herauszufinden, welche Psychotherapeuten vor Ort verfügbar sind, gibt es einige aus unserer Sicht bewährte Möglichkeiten.

7.2.1 Empfehlung durch den Hausarzt oder andere Ärzte und Psychotherapeuten

In der Praxis erfolgt die erste Kontaktaufnahme von Patienten häufig auf Empfehlung des Hausarztes oder anderer Ärzte und Psychotherapeuten. Das kann in Form der Aushändigung einer (mehr oder weniger aktuellen) Psychotherapeutenliste mit Telefonnummern, in Form eines persönlichen Anrufs des Hausarztes beim Psychotherapeuten oder auf andere Weise erfolgen. Gerade in ländlichen Regionen mit in der Regel gewachsenen beruflichen Netzwerken und engem Austausch der Ärzte und Psychotherapeuten vor Ort spielt die persönliche Empfehlung eine nicht unbedeutende Rolle.

7.2.2 Therapeutensuche über Online- oder telefonische Angebote der Standesorganisationen, Kassenärztlichen Vereinigungen, Fachgesellschaften und Berufsverbände etc.

Die Ärztekammern und Psychotherapeutenkammern, aber auch die Kassenärztlichen Vereinigungen vor Ort, besitzen sowohl Informationen zu den nachgewiesenen fachlichen Qualifikationen als auch zu den Praxisstandorten und den Kontaktdaten ihrer Mitglieder bzw. der Vertragspsychotherapeuten und Vertragsärzte und bieten auf dieser Datenbasis Online-Suchfunktionen an. Dieser Datenbestand an Psychotherapeuten (inkl. Fachärzten/ärztlichen Psychotherapeuten) kann im Hinblick auf die nachgewiesene Qualifikation (z. B. Approbation als Psychologischer Psychotherapeut, Facharztqualifikation etc.) – anders als Einträge in Bewertungsportalen – insofern als qualitätsgesichert angesehen werden.

In den entsprechenden Suchangeboten kann in der Regel nach fachlicher Qualifikation und Postleitzahl gesucht werden. Bei der Suche nach Psychotherapeuten sind derzeit v. a. folgende Qualifikationen (vgl. Kap. 3) bzw. Suchschlagworte relevant:

- Psychologischer Psychotherapeut
- Kinder- und Jugendlichenpsychotherapeut
- Facharzt für Psychiatrie und Psychotherapie

- Facharzt für Kinder- und Jugendpsychiatrie und -psychotherapie
- Facharzt für Psychosomatische Medizin und Psychotherapie
- Facharzt für Psychotherapeutische Medizin
- (Ärztliche Zusatz-Weiterbildung) Psychoanalyse oder Psychotherapie
- Psychotherapeutisch tätige Ärzte

Künftig kommt infolge der 2019 eingeführten psychotherapeutischen Direkt-ausbildung noch dazu:

- Psychotherapeut

Die **Bundespsychotherapeutenkammer** bietet auf ihrer Website (https:// www.bptk.de) unter „Patient*innen" → „Psychotherapeutensuche" (aktueller Link: https://www.bptk.de/service/therapeutensuche/) eine Übersicht der Online-Suchdienste der jeweiligen örtlich zuständigen Psychotherapeuten-kammern in den einzelnen Bundesländern.

Die **Bundesärztekammer** bietet auf Ihrer Website (https://www.bundesaerz-tekammer.de) Informationen zu den Online- bzw. telefonischen Arztsuch-diensten der jeweiligen regionalen Ärztekammern bzw. Kassenärztlichen Ver-einigungen unter „Service" → „Arztsuche" (aktueller Link: https://www.bundesaerztekammer.de/service/arztsuche/) an.

Auf der Website der **Kassenärztlichen Bundesvereinigung** (https://www.kbv.de) findet man unter „Service" → „Service für Patienten" → „Arztsuche" (aktueller Link: https://www.kbv.de/html/arztsuche.php) eine Übersicht der regionalen Arztauskunftdienste der Kassenärztlichen Vereinigungen (Baden-Württemberg, Bayern, Berlin, Brandenburg, Bremen, Hamburg, Hessen, Mecklenburg-Vorpommern, Niedersachsen, Nordrhein, Rheinland-Pfalz, Saarland, Sachsen, Sachsen-Anhalt, Schleswig-Holstein, Thüringen, West-falen-Lippe). Auch auf den Websites der jeweiligen örtlich zuständigen Kassenärztlichen Vereinigungen (z. B. Kassenärztliche Vereinigung Bayerns unter https://www.kvb.de/) finden sich die entsprechenden Such-möglichkeiten.

Auch einige **Fachgesellschaften und Berufsverbände** bieten die Möglichkeit der Online-Suche nach Psychotherapeuten. Im Hinblick auf die große Zahl psychotherapeutischer (bzw. ärztlicher) Fach- und Berufsverbände in Deutsch-land soll hier nur beispielhaft auf den von der Deutschen Psycho-therapeuten-Vereinigung e.V. angebotenen Online-Suchservice (https://www.dptv.de/) hingewiesen werden.

7.3 Qualifikation im richtigen Psychotherapieverfahren?

Denken Sie bei der Suche nach einem geeigneten Psychotherapeuten bitte daran, dass neben der grundlegenden fachlichen Qualifikation des Therapeuten (z.B. Approbation als Psychologischer Psychotherapeut oder Arzt) auch von Bedeutung ist, welches (Richtlinien-) Therapieverfahren der Psychotherapeut anbietet (z.B. Verhaltenstherapie) und ob er ggf. über bestimmte Spezialisierungen verfügt (z.B. psychotherapeutische Behandlung bei Essstörungen, chronischen Schmerzen oder bei einer posttraumatischen Belastungsstörung). Zu den Richtlinienverfahren finden Sie in Abschn. 5.4 nähere Informationen. An dieser Stelle soll nur kurz darauf hingewiesen werden, dass derzeit lediglich folgende Psychotherapieverfahren als Richtlinienverfahren Aufnahme in die Psychotherapie-Richtlinie gefunden haben und entsprechend zu Lasten der Gesetzlichen Krankenkassen (und damit in der Regel auch der privaten Krankenversicherungen bzw. im Rahmen der Beihilfe) abgerechnet werden können:

- Psychoanalytisch begründete Verfahren (tiefenpsychologisch fundierte Psychotherapie und analytische Psychotherapie)
- Verhaltenstherapie
- Systemische Therapie

Fragen Sie im Zweifel sicherheitshalber bitte ausdrücklich bei dem Psychotherapeuten nach, ob er über eine entsprechende Anerkennung in dem jeweiligen Verfahren verfügt und zu Lasten Ihrer Krankenkasse bzw. Beihilfestelle abrechnen darf.

7.4 Psychotherapeut gefunden – und dann? Oder: „Drum prüfe, wer sich (vorübergehend) bindet"

Es ist ein großer Unterschied, ob Sie einen Psychotherapeuten lediglich zur Inanspruchnahme der psychotherapeutischen Sprechstunde suchen, oder für die eigentliche Richtlinientherapie. Die psychotherapeutische Sprechstunde dient insbesondere der Klärung, ob bei Ihnen eine psychische Erkrankung vorliegt, die psychotherapeutisch behandelt werden sollte. Hierbei ist es nicht ganz so wichtig, ob Sie den Psychotherapeuten mögen, oder nicht.

Für die eigentliche Psychotherapie ist aber die Frage, ob die „Chemie" zwischen Ihnen und dem Therapeuten stimmt – neben der fachgerechten Anwendung der Psychotherapiemethode und der psychotherapeutischen Techniken – sehr wohl von Bedeutung. U. a. für diese Klärung sind die „probatorischen" Sitzungen („Probesitzungen") gedacht, die vor einer Richtlinientherapie durchgeführt werden müssen. Die Psychotherapie-Richtlinie geht hierauf auch ganz explizit ein: „In den probatorischen Sitzungen erfolgt auch eine Klärung der Motivation, der Kooperations- und Beziehungsfähigkeit der Patientin oder des Patienten. Darüber hinaus dienen sie einer Abschätzung der persönlichen Passung, d. h. einer tragfähigen Arbeitsbeziehung von Patientin oder Patient und Therapeutin oder Therapeut."

Bei Erwachsenen sind mindestens zwei und bis zu vier probatorische Sitzungen vorgesehen, bei Kindern und Jugendlichen und auch bei Menschen mit einer geistigen Behinderung können darüber hinaus zwei weitere probatorische Sitzungen durchgeführt werden.

Es steht sowohl Ihnen als auch dem Therapeuten frei, im Rahmen der probatorischen Sitzungen zu dem Ergebnis zu kommen, dass die persönliche Passung nicht vorliegt und eine Psychotherapie auf dieser Basis nicht sinnvoll ist. In diesem Fall können Sie zusätzliche probatorische Sitzungen bei einem anderen Psychotherapeuten wahrnehmen.

In diesem Zusammenhang ein persönlicher Hinweis: Sie haben das Recht darauf, einen Psychotherapeuten zu finden, dem Sie vertrauen und dem gegenüber Sie sich öffnen können. Persönliche Passung darf aber nicht verwechselt werden mit einem diffusen „Wohlfühlsetting" wie bei einem imaginierten „besten Freund", der immer größtes Verständnis für alles hat. Wenn ein Psychotherapeut Sie durchgehend „in Watte packt", nie mit unangenehmen Themen konfrontiert und möglicherweise auch Konflikten mit Ihnen aus dem Weg geht, mag sich das zunächst „gut" anfühlen. Ein solches Verhalten des Psychotherapeuten wird aber möglicherweise echte therapeutische Fortschritte verhindern.

Zum Thema „Passung": Ob es passt, kann man nur durch Ausprobieren herausfinden. Probatorische Sitzungen bei unterschiedlichen Psychotherapeuten können sich auch überschneiden. Es gibt keine offizielle Höchstgrenze, wie viele Psychotherapeuten Sie im Rahmen der probatorischen Sitzungen „ausprobieren" dürfen.

Einfach gesagt: Das „Gesamtpaket" muss passen. Abb. 7.1 fasst die aus unserer Sicht wichtigen Aspekte einer guten „Passung" zusammen.

Psychotherapieverfahren

- Verfügt der Psychotherapeut über die passende Qualifikation?

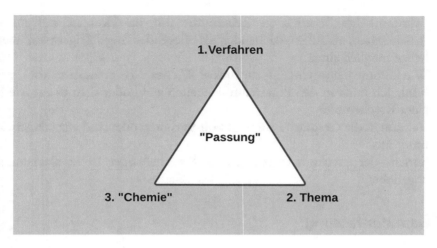

Abb. 7.1 Passung Patient-Psychotherapeut

- Passt das Verfahren zu meinem hauptsächlichen Problem (z. B. Verhaltenstherapie bei Zwangsstörung, analytische Therapie bei Aspekten der Persönlichkeit etc.)?

Thema
- Verfügt der Psychotherapeut (neben der Qualifikation im „richtigen" Psychotherapieverfahren) über eine ggf. notwendige Spezialisierung, z. B. spezielle therapeutische Erfahrung in der Traumabehandlung, Behandlung bei chronischem Schmerz, Behandlung sexueller Funktionsstörungen, Behandlung bei ADHS?
- Passt das Geschlecht des Psychotherapeuten (z. B. im Hinblick auf intime Themen oder Missbrauchserfahrungen)?

„Chemie"
- Kann ich mich gegenüber dem Psychotherapeuten öffnen?
- Was sagt mein Bauchgefühl? Empfinde ich ein klares „Ja"?
- Habe ich hier „meinen Platz"?

Von Belang können darüber hinaus auch andere Aspekte sein:

- Bekomme ich Termine zu Zeiten, die mir im Hinblick auf meine Arbeitszeiten, als Alleinerziehender, als pflegender Angehöriger usw. überhaupt möglich sind?
- Wie komme ich regelmäßig zur Praxis? Wo stelle ich mein Auto ab?
- Fühle ich mich in den Praxisräumlichkeiten wohl oder sieht es aus wie in einer Kaschemme?
- Kann man die Gespräche auf dem Flur mithören oder sind wir (akustisch) unter uns?
- Spricht der Psychotherapeut „meine Sprache" oder ist er akademisch abgehoben?

Zusammenfassung

Gesetzlich Krankenversicherte werden bei der Suche nach einem Termin für eine psychotherapeutische Sprechstunde bzw. einem Psychotherapieplatz durch die Terminservicestellen der Kassenärztlichen Vereinigungen unterstützt. Privatversicherten und Behilfeberechtigten steht dieser Service leider nicht zur Verfügung. Hier kann evtl. eine Empfehlung des Hausarztes oder eine Therapeutensuche über verschiedene Online-Angebote der Standesorganisationen, der Kassenärztlichen Vereinigungen oder der psychotherapeutischen und psychiatrischen Fachgesellschaften/Berufsverbände weiterhelfen.

Testen Sie die persönliche Passung zwischen Ihnen und dem künftigen Therapeuten im Rahmen der probatorischen Sitzungen – ggf. auch bei verschiedenen Psychotherapeuten. Trotz häufig längerer Wartezeiten auf einen Psychotherapieplatz sollten Sie sich bei der Auswahl Ihres Psychotherapeuten, wenn möglich, Zeit lassen und auch auf Ihr Bauchgefühl hören. Nehmen Sie ggf. vorhandene innere Widerstände ernst. Neben der passenden Qualifikation im Psychotherapieverfahren muss auch die Chemie zwischen Ihnen und dem Psychotherapeuten passen. Prüfen Sie, ob Sie sich – auch mit heiklen Themen – öffnen können. Wenn das Bauchgefühl nicht eindeutig „Ja" sagt: Weitersuchen!

8

Wer beantragt was, wann und wie? Wichtige Formulare und Formalitäten

Nach unserer Erfahrung in der psychotherapeutischen Praxis bestehen häufig Unsicherheiten, wie eine Psychotherapie formal beantragt wird. Wie bereits dargestellt, ist es bei Privatversicherten und auch bei Beihilfeberechtigten immer empfehlenswert, vor einer Inanspruchnahme psychotherapeutischer Leistungen bei der privaten Krankenversicherung bzw. der Beihilfestelle nachzufragen, welche formalen Anforderungen bzgl. der Beantragung einer Psychotherapie, der Qualifikation des Psychotherapeuten und einer Kostenübernahme bestehen (vgl. Kap. 4). Lassen Sie sich die Kostenübernahme vorab schriftlich bestätigen.

Bei den Gesetzlichen Krankenkassen ist der Weg der Beantragung klar geregelt: Wenn eine ambulante Richtlinientherapie zu Lasten der Gesetzlichen Krankenversicherung durchgeführt werden soll, müssen Patienten und Psychotherapeuten bei der Antragstellung bestimmte Psychotherapieformulare („Muster") verwenden. Diese Psychotherapieformulare wurden uns freundlicherweise von der Kassenärztlichen Bundesvereinigung (KBV) zur Verfügung gestellt mit dem Hinweis, dass Sie als Leser diese Formulare unter folgendem Link – in jeweils aktueller Form – finden können: https://www. kbv.de/html/27068.php.

Wir möchten Ihnen im Folgenden einige aus unserer Sicht wichtige und interessante Informationen zu diesen Formularen geben, da hierdurch deutlich wird, welche Informationen der Psychotherapeut von Ihnen benötigt und wann (und durch wen) die jeweiligen Formulare an die Krankenkasse geschickt werden müssen. Darüber hinaus enthält die Formularsammlung mit

© Der/die Autor(en), exklusiv lizenziert an Springer-Verlag GmbH, DE, ein Teil von Springer Nature 2023
C. Schlesiger, K. Schlesiger, *Psychotherapie-Kompass*,
https://doi.org/10.1007/978-3-662-66007-2_8

dem Muster PTV 10 („Information für Patientinnen und Patienten") sehr gute und kompakte Informationen zum Thema „Ambulante Psychotherapie in der Gesetzlichen Krankenversicherung." Anhand des Musters PTV 3 „Leitfaden zum Erstellen des Berichts an die Gutachterin oder den Gutachter" können Sie nachvollziehen, welche Mindestinformationen Ihr Psychotherapeut (pseudonymisiert) an einen Gutachter schicken muss, wenn ein Gutachterverfahren für die Leistungszusage der Krankenkasse erforderlich ist (alle Anträge auf Psychotherapie außer Kurzzeittherapie und Akutbehandlung).

Teilweise gibt es von den verbindlichen Mustern verschiedene Ausfertigungen, z. B. beim Muster PTV 1 „Antrag auf Psychotherapie" eine Ausfertigung für die Krankenkasse (PTV 1a), eine Ausfertigung für den Therapeuten (PTV 1b) und eine Ausfertigung für Sie als Versicherten (PTV 1c). Aus Gründen des Datenschutzes enthalten die Ausfertigungen für die Krankenkasse teilweise weniger Informationen.

8.1   Psychotherapeutische Sprechstunde

Bei gesetzlich Krankenversicherten stellt die psychotherapeutische Sprechstunde (mit wenigen Ausnahmen) eine zwingende Voraussetzung für eine Inanspruchnahme einer ambulanten Richtlinientherapie zu Lasten der Krankenkasse dar. In der psychotherapeutischen Sprechstunde wird orientierend geklärt, ob eine psychische Störung (oder der Verdacht darauf) vorliegt und ob eine Richtlinientherapie bzw. andere Behandlungsmaßnahmen indiziert sind. Nähere Informationen zur psychotherapeutischen Sprechstunde finden Sie im Abschn. 5.1.

Das Ergebnis der psychotherapeutischen Sprechstunde mit entsprechender Empfehlung wird in dem Formular Muster PTV 11 „Ihre individuelle Information zur psychotherapeutischen Sprechstunde" festgehalten. Der Psychotherapeut ist verpflichtet, dem Patienten eine Ausfertigung dieses Berichts nach der Sprechstunde auszuhändigen. Darüber hinaus übergibt der Psychotherapeut dem Patienten ein Formular „Information für Patientinnen und Patienten" (Muster PTV 10) zum Thema ambulante Psychotherapie in der Gesetzlichen Krankenversicherung. Da wir die in dem Formblatt Muster PTV 10 enthaltenen Informationen für sehr hilfreich halten, haben wir den hierin enthaltenen Text zur besseren Lesbarkeit in den Fließtext übertragen:

Muster PTV 10 (Stand: Juli 2020)

Information für Patientinnen und Patienten

Ambulante Psychotherapie in der Gesetzlichen Krankenversicherung
Versicherte der Gesetzlichen Krankenversicherung haben Anspruch auf psychotherapeutische Behandlung

Was ist Psychotherapie?
Psychotherapie ist eine Behandlung von psychischen („seelischen") Erkrankungen mithilfe von wissenschaftlich anerkannten Verfahren, Methoden und Techniken. Psychische Erkrankungen können das Erleben, das Verhalten sowie das geistige und körperliche Wohlbefinden stark beeinträchtigen und mit Leid, Angst, Verunsicherung und Einschränkungen der Lebensqualität einhergehen. Eine Psychotherapie ist dann ratsam, wenn psychische Probleme zu Krankheitserscheinungen führen und die alltäglichen Anforderungen des Lebens nicht mehr bewältigt werden können.
  Vor Beginn einer Psychotherapie ist eine Abklärung durch eine Ärztin oder einen Arzt zur Frage notwendig, ob körperliche Ursachen für die psychische Erkrankung verantwortlich oder mitverantwortlich sein können.

Wie funktioniert eine Psychotherapie?
Alle psychotherapeutischen Behandlungen haben gemeinsam, dass sie über das persönliche Gespräch erfolgen, das durch spezielle Methoden und Techniken (z. B. freie Mitteilung von Gedanken und Einfällen, konkrete Aufgaben, um z. B. Ängste zu bewältigen oder spielerisches Handeln in der Therapie von Kindern) ergänzt werden kann. Die Behandlung kann mit der Therapeutin oder dem Therapeuten allein oder im Rahmen einer Gruppentherapie erfolgen. Einzelbehandlungen haben in der Regel eine Dauer von 50 Minuten, Gruppentherapien eine Dauer von 100 Minuten. Insbesondere bei der Behandlung von Kindern und Jugendlichen kann es hilfreich und notwendig sein, Bezugspersonen aus dem familiären und sozialen Umfeld mit einzubeziehen.
  Eine wesentliche Bedingung für das Gelingen jeder Psychotherapie ist eine vertrauensvolle Beziehung zwischen Patientin oder Patient und Therapeutin oder Therapeut sowie eine Klärung, ob das geplante Psychotherapieverfahren den Erwartungen der Patientin oder des Patienten entgegenkommt. Auf dieser Grundlage bietet Psychotherapie die Möglichkeit, in einem geschützten Rahmen das eigene Erleben und Verhalten sowie Beziehungserfahrungen zu besprechen, zu erleben und zu überdenken und infolgedessen Veränderungen auszuprobieren und herbeizuführen.

Wer übernimmt die Kosten für eine Psychotherapie?
Die Gesetzliche Krankenversicherung übernimmt die Kosten für eine Psychotherapie, wenn diese zur Behandlung einer psychischen Erkrankung notwendig ist. Ambulante Psychotherapie ist eine zuzahlungsfreie Leistung. Eine Überweisung ist nicht erforderlich, die Vorlage der elektronischen Gesundheitskarte ist ausreichend. Einen Wechsel der Krankenversicherung muss die Patientin/der der Patient der Therapeutin oder dem Therapeuten zeitnah mitteilen. In der psychotherapeutischen Sprechstunde klärt die Patientin oder der Patient mit der Therapeutin oder dem Therapeuten, ob eine Psychotherapie oder eine andere Maßnahme für die individuelle Problemlage geeignet ist. Eine reine Erziehungs-, Paar-, Lebens- oder Sexualberatung ist keine Psychotherapie und wird von der Gesetzlichen Krankenversicherung nicht übernommen. Diese Maßnahmen werden von entsprechenden Beratungsstellen, in der Regel kostenfrei, angeboten.

Wie beantrage ich eine Psychotherapie?
Vor Beginn einer Psychotherapie finden Probegespräche, sogenannte probatorische Sitzungen, statt. Hierbei prüfen Patientin oder Patient und Therapeutin oder Therapeut, ob die „Chemie" zwischen ihnen stimmt und eine vertrauensvolle Beziehung aufgebaut werden kann. Die Therapeutin oder der Therapeut erklärt die Vorgehensweise. Therapieziele, Behandlungsplan und voraussichtliche Therapiedauer werden gemeinsam besprochen und festgelegt. Entscheiden sich Patientin oder Patient und Therapeutin oder Therapeut für eine Psychotherapie, stellt die Patientin oder der Patient bei ihrer oder seiner Krankenkasse einen Antrag auf Übernahme der Kosten. Nach Eingang des Antrags prüft die Krankenkasse, ob eine Kostenzusage erfolgen kann und teilt dies der Versicherten oder dem Versicherten mit.

Wer führt psychotherapeutische Behandlungen durch?
Psychotherapeutische Behandlungen dürfen im Rahmen der Gesetzlichen Krankenversicherung nur von Psychologischen Psychotherapeutinnen und Psychotherapeuten, Kinder- und Jugendlichenpsychotherapeutinnen und -psychotherapeuten und psychotherapeutisch tätigen Ärztinnen und Ärzten durchgeführt werden, wenn diese über eine Kassenzulassung verfügen. Neben der psychotherapeutischen Behandlung von psychischen Erkrankungen kann zusätzlich eine medikamentöse Behandlung sinnvoll sein, die jedoch nur von Ärztinnen und Ärzten durchgeführt werden darf.

Welche psychotherapeutischen Behandlungsmöglichkeiten gibt es?
Psychotherapeutische Sprechstunde
Die psychotherapeutische Sprechstunde dient der Abklärung, ob ein Verdacht auf eine krankheitswertige Störung vorliegt und weitere fachspezifische Hilfen im System der Gesetzlichen Krankenversicherung notwendig sind. Bei Verdacht auf eine seelische Krankheit findet im Rahmen der Sprechstunde eine orientierende diagnostische Abklärung statt; bei Patientinnen und Patienten, bei denen von keiner seelischen Krankheit ausgegangen wird, werden niedrigschwellige Hilfen empfohlen.

Psychotherapeutische Akutbehandlung
Bei besonders dringendem Behandlungsbedarf kann eine Psychotherapeutische Akutbehandlung im Umfang von bis zu zwölf Behandlungen zu je 50 Minuten Dauer infrage kommen. Eine Akutbehandlung dient der Krisenintervention und kann – falls erforderlich – in eine Kurzzeitpsychotherapie oder in eine Langzeitpsychotherapie überführt werden. Bereits durchgeführte Therapieeinheiten der Akutbehandlung werden auf die nachfolgende Psychotherapie angerechnet. Für eine Akutbehandlung ist nur das Einzelgespräch vorgesehen.

Ambulante Psychotherapie
Ambulante Psychotherapie kann in allen Psychotherapieverfahren als Einzeltherapie, in einer Gruppe oder als Kombination von Einzel- und Gruppenpsychotherapie durchgeführt werden, in der Systemischen Therapie auch im Mehrpersonensetting (z. B. durch Einbeziehung der Familie). Die Häufigkeit der Sitzungen kann je nach Verfahren und Behandlungsverlauf variieren und wird individuell von Patientin oder Patient und Therapeutin oder Therapeut vereinbart. Die Gruppenpsychotherapie nutzt zusätzlich Beziehungserfahrungen und das wechselseitige Lernen zwischen Patientinnen und Patienten in der Gruppe für die Psychotherapie.

Der Gemeinsame Bundesausschuss (www.g-ba.de) entscheidet, welche psychotherapeutischen Behandlungsverfahren als Leistungen der Gesetzlichen Krankenversicherung anerkannt sind. Dies sind derzeit:

Analytische Psychotherapie

In der Analytischen Psychotherapie steht die Annahme im Vordergrund, dass Krankheitssymptome durch konflikthafte unbewusste Verarbeitung von frühen oder später im Leben erworbenen Lebens- und Beziehungserfahrungen verursacht und aufrechterhalten werden. In der therapeutischen Beziehung zwischen Patientin oder Patient und Therapeutin oder Therapeut spielt das Erkennen und Bewusstmachen von verdrängten Gefühlen, Erinnerungen und Beziehungsmustern, die gegenwärtig Krankheitssymptome verursachen, eine zentrale Rolle. Dadurch kann in der Gegenwart zunächst unverständlich erscheinendes Fühlen und Handeln in der therapeutischen Beziehungsarbeit verstanden und verändert werden.

Systemische Therapie

Grundlage der Systemischen Therapie ist die Annahme, dass psychische Störungen unter besonderer Berücksichtigung von Beziehungen gesehen werden sollten. Neben der Sicht auf Belastendes, stehen die Nutzung eigener Kompetenzen und Fähigkeiten der Patientin oder des Patienten bzw. ihres oder seines Umfeldes im Mittelpunkt. Die Therapie orientiert sich an den Aufträgen und Anliegen der Patientinnen und Patienten. Ziel ist es, symptomfördernde Verhaltensweisen, Interaktionsmuster und Bewertungen umwandeln zu helfen und neue, gesundheitsfördernde Lösungsansätze zu entwickeln. In die Therapie können Lebenspartnerinnen und Lebenspartner oder andere wichtige Bezugspersonen einbezogen werden. Die Systemische Therapie im Mehrpersonensetting, die dann beispielsweise gemeinsam mit der Kernfamilie oder der erweiterten Familie stattfindet, nutzt die Angehörigen als Ressource für die Behandlung und die Veränderung von bedeutsamen Beziehungen und Interaktionen.

Tiefenpsychologisch fundierte Psychotherapie

Die Tiefenpsychologisch fundierte Psychotherapie sieht Krankheitssymptome als Folge von aktuellen Konflikten in Beziehungen oder von nicht bewältigten Beziehungserfahrungen und Konflikten aus früheren Lebensphasen. Diese Konflikte und Erfahrungen können das spätere Leben bestimmen und psychische Erkrankungen zur Folge haben. Ziel der Behandlung ist es, die zugrundeliegenden unbewussten Motive und Konflikte der aktuellen Symptome zu erkennen und sich mit diesen auseinanderzusetzen. Patientin oder Patient werden in der Psychotherapie dabei unterstützt, durch Einsichten in die Zusammenhänge und Ursachen der aktuellen Symptome Veränderungen im Erleben oder Verhalten zu erreichen.

Verhaltenstherapie

Die Verhaltenstherapie geht davon aus, dass psychische Beschwerden das Ergebnis von bewussten und nicht-bewussten Lernprozessen sind. Zu Beginn der Behandlung wird gemeinsam mit der Patientin oder dem Patienten erarbeitet, welche Bedingungen ihrer oder seiner Lebensgeschichte und der aktuellen Lebenssituation zur Entstehung und Aufrechterhaltung der psychischen Symptomatik beigetragen haben und weiter wirksam sind. Auf dieser Grundlage werden gemeinsam die Therapieziele und der Behandlungsplan festgelegt. In der Verhaltenstherapie wird die Patientin oder der Patient zur aktiven Veränderung ihres oder seines Handelns, Denkens und Fühlens motiviert und angeleitet. Dabei werden die bereits vorhandenen Stärken und Fähigkeiten herausgearbeitet und für den Veränderungsprozess nutzbar gemacht.

Abb. 8.1 a Psychotherapiemuster PTV 11a; b Psychotherapiemuster PTV 11b

Krankenkasse bzw. Kostenträger			**Ihre individuelle Information** **PTV 11**
Name, Vorname des Versicherten		geb. am	zur Psychotherapeutischen Sprechstunde
			Diese Information enthält Ihren vorläufigen Befund und Empfehlungen zum weiteren Vorgehen.
Kostenträgerkennung	Versicherten-Nr.	Status	*Bitte legen Sie diese Information bei einer Weiterbehandlung vor.*
Betriebsstätten-Nr.	Arzt-Nr.	Datum	Datum oder ggf. Daten der letzten 50 Minuten der Sprechstunde

Datum oder ggf. Daten der letzten 50 Minuten der Sprechstunde
T T M M J J , T T M M J J

Ergebnis der Psychotherapeutischen Sprechstunde

☐ Bei Ihnen wurden keine Anhaltspunkte für eine behandlungsbedürftige psychische Störung festgestellt

☐ Bei Ihnen wurde(n) folgende Diagnose(n)/ Verdachtsdiagnose(n) festgestellt

ICD-10 - GM endständig   ICD-10 - GM endständig   ICD-10 - GM endständig

Diagnose(n)/Verdachtsdiagnose(n) *(im Klartext)*, weitere Hinweise zum Krankheitsbild und ggf. zu durchgeführten Maßnahmen

Empfehlungen zum weiteren Vorgehen

☐ keine Maßnahme notwendig

☐ Präventionsmaßnahme

☐ ambulante Psychotherapie

   ☐ Analytische Psychotherapie

   ☐ Systemische Therapie

   ☐ Tiefenpsychologisch fundierte Psychotherapie

   ☐ Verhaltenstherapie

☐ hausärztliche Abklärung

Fachgebiet

☐ fachärztliche Abklärung

☐ ambulante Psychotherapeutische Akutbehandlung

☐ stationäre Behandlung

   ☐ Krankenhausbehandlung

   ☐ Rehabilitation

☐ andere Maßnahmen außerhalb der gesetzlichen Krankenversicherung

Nähere Angaben zu den Empfehlungen

Ihr nächster Termin

☐ Die psychotherapeutische Behandlung kann in dieser Praxis durchgeführt werden

☐ Die psychotherapeutische Behandlung kann **NICHT** in dieser Praxis durchgeführt werden

Datum   Uhrzeit
T T M M J J , | | : | |

☐ Weitervermittlung   ☐ zeitnah erforderlich

Erklärung Patient*in

Eine Kopie dieser Information darf erhalten:

Name mitbehandelnde*r Ärztin/Arzt, Hausärztin/Hausarzt

Straße

PLZ   Ort

Datum
T T M M J J

Unterschrift Patient*in, ggf. der gesetzlichen Vertreter*innen

Ausstellungsdatum
T T M M J J

Stempel / Unterschrift Therapeut*in

Ausfertigung Therapeut*in

Muster PTV 11b (7.2020)

Abb. 8.1   (Fortsetzung)

PTV 10

Formular?	PTV 10 „Informationen für Patientinnen und Patienten"
Wer an wen?	Psychotherapeut an den Patienten
Wann?	Nach der Inanspruchnahme der psychotherapeutischen Sprechstunde

PTV 11

Formular?	PTV 11 „Ihre individuelle Information zur Psychotherapeutischen Sprechstunde" (Ausfertigung Patient: PTV 11a, Ausfertigung Therapeut: PTV 11b) (Abb. 8.1a, b)
Wer an wen?	Psychotherapeut an den Patienten
Wann?	Nach der Inanspruchnahme der psychotherapeutischen Sprechstunde

8.2 Antrag auf Richtlinientherapie (Erstantrag und Folgeanträge)

Wenn nach Inanspruchnahme einer psychotherapeutischen Sprechstunde von Seiten des Psychotherapeuten die Empfehlung einer Richtlinientherapie ausgesprochen wurde und die Psychotherapie nicht bei diesem Psychotherapeuten durchgeführt werden kann, muss sich der Patient einen Psychotherapieplatz suchen. Zunächst werden probatorische (versuchsweise) Sitzungen durchgeführt, ggf. auch bei verschiedenen Psychotherapeuten. Probatorische Sitzungen müssen nicht vorab beantragt oder von der Krankenkasse genehmigt werden.

Wenn im Rahmen der probatorischen Sitzungen festgestellt wird, dass eine Richtlinientherapie begonnen werden soll, stellt der Patient bei der Krankenkasse einen Antrag entweder auf eine Kurzzeittherapie oder gleich auf eine Langzeittherapie. Hierfür erhält er von dem Psychotherapeuten das Muster PTV 1, das von ihm unterschrieben werden muss. Der unterschriebene Antrag wird vom Psychotherapeuten dann mit einem weiteren Formblatt, dem Muster PTV 2, bei der Krankenkasse eingereicht. Das Muster PTV 2 enthält insbesondere Angaben zur Art des beantragten Verfahrens, zum Umfang der beantragten Psychotherapie und ggf. zum bisherigen Behandlungsumfang. Die Krankenkasse muss innerhalb einer festgelegten Frist (bei Antrag auf

Kurzzeittherapie innerhalb von drei Wochen nach Antragseingang, bei Notwendigkeit eines Gutachterverfahrens innerhalb von fünf Wochen) entscheiden, ob die beantragte Leistung genehmigt wird. Sobald die Leistungszusage erteilt ist (Schreiben der Krankenkasse an den Patienten und den Psychotherapeuten mit Genehmigungsbescheid), kann mit der Richtlinienpsychotherapie begonnen werden. Überzieht die Krankenkasse die o. g. Bearbeitungsfristen, gilt die beantragte Leistung grundsätzlich als genehmigt.

Die Formulare Muster PTV 1 und PTV 2 werden sowohl bei einem Erstantrag auf eine Richtlinienpsychotherapie als auch bei einem Folgeantrag (Antrag auf Umwandlung Kurzzeittherapie → Langzeittherapie bzw. Antrag auf Fortführung einer Langzeittherapie) verwendet. Bei einem Erstantrag auf eine Langzeittherapie und bei Folgeanträgen auf Verlängerung ist ein Gutachterverfahren erforderlich.

Bei einem Gutachterverfahren wird ein externer, bestellter Gutachter mit der Prüfung des Antrags beauftragt (weiter in Abschn. 8.4). Informationen zum Gutachterverfahren sind im Abschn. 5.3 enthalten.

Wenn die Krankenkasse aufgrund eines entsprechenden Votums des externen Gutachters ein beantragtes Therapiekontingent nicht oder nur teilweise genehmigt, kann der Versicherte hiergegen Widerspruch einlegen. Ggf. wird dann ein zusätzlicher externer Gutachter als „Obergutachter" von Seiten der Krankenkasse gebeten, den Antrag erneut zu prüfen. In diesem Fall würde auch Ihr Psychotherapeut darlegen, aus welchen Gründen aus seiner Sicht – abweichend von der Einschätzung des externen Erstgutachters – das beantragte Therapiekontingent erforderlich ist. Darüber hinaus kann ein Patient selbstverständlich neben einem Widerspruch auch Klage vor dem Sozialgericht einlegen, wenn eine aus seiner Sicht erforderliche Leistung von der Krankenkasse abgelehnt wird (Abb. 8.2 a–d und Abb. 8.3 a–c).

PTV 1

Formular?	PTV 1 „Antrag auf Psychotherapie" (Ausfertigung Krankenkasse: PTV 1a, Ausfertigung Therapeut: PTV 1b, Ausfertigung Versicherter: PTV 1c)
Wer an wen?	Psychotherapeut an die Krankenkasse (PTV 1a), Psychotherapeut an den Patienten
Wann?	Bei einem Erstantrag auf Psychotherapie oder einem Folgeantrag (Umwandlung und Fortführung)

Krankenkasse bzw. Kostenträger

Name, Vorname des Versicherten

geb. am

Kostenträgerkennung   Versicherten-Nr.   Status

Betriebsstätten-Nr.   Arzt-Nr.   Datum

Antrag auf Psychotherapie   **PTV 1**

Hinweise zur Mitwirkungspflicht
Um sachgerecht über Ihren Antrag entscheiden zu können, benötigt die Krankenkasse von Ihnen einige wichtige Informationen. Ihre Mitwirkung ist in den Paragraphen 60 bis 65 Erstes Buch Sozialgesetzbuch (SGB I) ausdrücklich vorgesehen. Bitte füllen Sie daher alle Felder sorgfältig aus, da bei fehlender Mitwirkung die Leistung ganz oder teilweise versagt werden kann (§ 66 SGB I). Ihr*e Therapeut*in und Ihre Krankenkasse unterstützen Sie gerne bei der Antragstellung.

Name und Anschrift der Krankenkasse

Kostenträger
In bestimmten Fällen übernimmt nicht die Krankenkasse, sondern ein anderer Kostenträger die Psychotherapie (z. B. bei Folgen eines Unfalls).

☐ Bei mir ist ggf. ein anderer Kostenträger zuständig (z. B. Unfallversicherung).

Ich beantrage die Feststellung der Leistungspflicht für

☐ Analytische Psychotherapie

☐ Systemische Therapie

☐ Tiefenpsychologisch fundierte Psychotherapie

☐ Verhaltenstherapie

als

☐ Einzeltherapie

☐ Gruppentherapie

☐ Kombinationsbehandlung aus Einzel- und Gruppentherapie

Ich beantrage die Psychotherapie als

☐ Erstantrag

☐ Folgeantrag (während einer laufenden Behandlung)

Bei Erstanträgen bitte angeben:
Wurden bei Ihnen innerhalb der letzten 12 Monate mindestens 50 Minuten psychotherapeutische Sprechstunde durchgeführt?

☐ ja, und zwar am [T T M M J J] und ggf. am [T T M M J J]

☐ nein *(Wenn nein, bitte Folgendes angeben)*

Waren Sie in den letzten 12 Monaten aufgrund einer psychischen Erkrankung in stationärer oder rehabilitativer Behandlung?

☐ ja

☐ nein

Wurde vor dem jetzigen Antrag in den letzten 2 Jahren bereits eine ambulante psychotherapeutische Behandlung durchgeführt?

☐ ja

☐ nein

MUSTER

Ausstellungsdatum
[T T M M J J]

Unterschrift Versicherte*r, ggf. der gesetzlichen Vertreter*innen

Ausfertigung Krankenkasse

Muster PTV 1a (7.2020)

Abb. 8.2 a–d a Psychotherapiemuster PTV 1a; b Psychotherapiemuster PTV 1b; c Psychotherapiemuster PTV 1c; d Psychotherapiemuster PTV 1d

Antrag auf Psychotherapie   **PTV 1**

Krankenkasse bzw. Kostenträger

Name, Vorname des Versicherten

geb. am

Kostenträgerkennung   Versicherten-Nr.   Status

Betriebsstätten-Nr.   Arzt-Nr.   Datum

Name und Anschrift der Krankenkasse

Hinweise zur Mitwirkungspflicht
Um sachgerecht über Ihren Antrag entscheiden zu können, benötigt die Krankenkasse von Ihnen einige wichtige Informationen. Ihre Mitwirkung ist in den Paragraphen 60 bis 65 Erstes Buch Sozialgesetzbuch (SGB I) ausdrücklich vorgesehen. Bitte füllen Sie daher alle Felder sorgfältig aus, da bei fehlender Mitwirkung die Leistung ganz oder teilweise versagt werden kann (§ 66 SGB I). Ihr*e Therapeut*in und Ihre Krankenkasse unterstützen Sie gerne bei der Antragstellung.

Kostenträger
In bestimmten Fällen übernimmt nicht die Krankenkasse, sondern ein anderer Kostenträger die Psychotherapie (z. B. bei Folgen eines Unfalls).

☐ Bei mir ist ggf. ein anderer Kostenträger zuständig (z. B. Unfallversicherung).

Ich beantrage die Feststellung der Leistungspflicht für   **als**

☐ Analytische Psychotherapie   ☐ Einzeltherapie

☐ Systemische Therapie   ☐ Gruppentherapie

☐ Tiefenpsychologisch fundierte Psychotherapie   ☐ Kombinationsbehandlung aus Einzel- und Gruppentherapie

☐ Verhaltenstherapie

Ich beantrage die Psychotherapie als

☐ Erstantrag   ☐ Folgeantrag (während einer laufenden Behandlung)

Bei Erstanträgen bitte angeben:
Wurden bei Ihnen innerhalb der letzten 12 Monate mindestens 50 Minuten psychotherapeutische Sprechstunde durchgeführt?

☐ ja, und zwar am [T|T|M|M|J|J] und ggf. am [T|T|M|M|J|J]

☐ nein *(Wenn nein, bitte Folgendes angeben)*

Waren Sie in den letzten 12 Monaten aufgrund einer psychischen Erkrankung in stationärer oder rehabilitativer Behandlung?

☐ ja

☐ nein

Wurde vor dem jetzigen Antrag in den letzten 2 Jahren bereits eine ambulante psychotherapeutische Behandlung durchgeführt?

☐ ja

☐ nein

Ausstellungsdatum
[T|T|M|M|J|J]

Unterschrift Versicherte*r, ggf. der gesetzlichen Vertreter*innen

Muster PTV 1b (7.2020)

Ausfertigung Therapeut*in

Abb. 8.2   (Fortsetzung)

Krankenkasse bzw. Kostenträger

Name, Vorname des Versicherten

geb. am

Kostenträgerkennung   Versicherten-Nr.   Status

Betriebsstätten-Nr.   Arzt-Nr.   Datum

Name und Anschrift der Krankenkasse

Antrag auf Psychotherapie   PTV 1

Hinweise zur Mitwirkungspflicht

Um sachgerecht über Ihren Antrag entscheiden zu können, benötigt die Krankenkasse von Ihnen einige wichtige Informationen. Ihre Mitwirkung ist in den Paragraphen 60 bis 65 Erstes Buch Sozialgesetzbuch (SGB I) ausdrücklich vorgesehen. Bitte füllen Sie daher alle Felder sorgfältig aus, da bei fehlender Mitwirkung die Leistung ganz oder teilweise versagt werden kann (§ 66 SGB I). Ihr*e Therapeut*in und Ihre Krankenkasse unterstützen Sie gerne bei der Antragstellung.

Kostenträger

In bestimmten Fällen übernimmt nicht die Krankenkasse, sondern ein anderer Kostenträger die Psychotherapie (z. B. bei Folgen eines Unfalls).

☐ Bei mir ist ggf. ein anderer Kostenträger zuständig (z. B. Unfallversicherung).

Ich beantrage die Feststellung der Leistungspflicht für

☐ Analytische Psychotherapie

☐ Systemische Therapie

☐ Tiefenpsychologisch fundierte Psychotherapie

☐ Verhaltenstherapie

als

☐ Einzeltherapie

☐ Gruppentherapie

☐ Kombinationsbehandlung aus Einzel- und Gruppentherapie

Ich beantrage die Psychotherapie als

☐ Erstantrag

☐ Folgeantrag (während einer laufenden Behandlung)

Bei Erstanträgen bitte angeben:

Wurden bei Ihnen innerhalb der letzten 12 Monate mindestens 50 Minuten psychotherapeutische Sprechstunde durchgeführt?

☐ ja, und zwar am T T M M J J und ggf. am T T M M J J

☐ nein *(Wenn nein, bitte Folgendes angeben)*

Waren Sie in den letzten 12 Monaten aufgrund einer psychischen Erkrankung in stationärer oder rehabilitativer Behandlung?

☐ ja

☐ nein

Wurde vor dem jetzigen Antrag in den letzten 2 Jahren bereits eine ambulante psychotherapeutische Behandlung durchgeführt?

☐ ja

☐ nein

Ausstellungsdatum
T T M M J J

Unterschrift Versicherte*r, ggf. der gesetzlichen Vertreter*innen

Muster PTV 1c (7.2020)

Ausfertigung Versicherte*r

MUSTER

Abb. 8.2 (Fortsetzung)

Informationen zum Antrags- und Gutachtenverfahren für Psychotherapie

Wie läuft das Antragsverfahren ab?
- Sie füllen Ihren Antrag auf Psychotherapie vollständig aus.
- Ihr*e Therapeut*in legt dem Antrag zusätzliche Informationen bei, zum Beispiel wie viele Therapiestunden beantragt werden und Ihre Diagnose.
- Die Unterlagen werden gesammelt an Ihre Krankenkasse gesendet.
- Innerhalb von drei Wochen ab Antragseingang erhalten Sie eine Rückmeldung durch Ihre Krankenkasse. Wird der Antrag gutachterlich geprüft, kann die Rückmeldung bis zu fünf Wochen dauern, vorausgesetzt alle Unterlagen sind vollständig eingegangen.
- Sollte Ihr Antrag abgelehnt werden, haben Sie die Möglichkeit, Widerspruch einzulegen. Der Bescheid Ihrer Krankenkasse enthält hierzu weitere Informationen.

Daten nach § 292 SGB V in Bezug auf Ihren Antrag sowie Daten nach § 295 SGB V, die für die Abrechnung ärztlicher und psychotherapeutischer Leistungen mit der Krankenkasse notwendig sind, werden spätestens nach zehn Jahren gemäß § 304 Absatz 1 Nummer 1 SGB V gelöscht.

Wie läuft das Gutachtenverfahren ab?
Ihre Krankenkasse kann Ihren Antrag gutachterlich prüfen lassen. Manche Anträge müssen immer gutachterlich geprüft werden (zum Beispiel erstmaliger Antrag auf Langzeittherapie als Einzeltherapie). Ihr*e Therapeut*in versendet hierzu Unterlagen, insbesondere einen kurzen Bericht zu Ihrer Erkrankung und zum Behandlungsplan, in einem verschlossenen Umschlag an die Krankenkasse. Die Krankenkasse leitet diesen zur gutachterlichen Prüfung weiter, ohne den Umschlag mit den Unterlagen zu öffnen. Gutachter*innen dürfen von Ihrer Krankenkasse folgende zusätzliche Informationen erhalten und in ihrer gutachterlichen Empfehlung an die Krankenkasse einbeziehen:
- Arbeitsunfähigkeitszeiten der letzten vier Jahre (Diagnosen, Zeiträume)
- Informationen zu ambulanten psychotherapeutischen Behandlungen der letzten vier Jahre (Diagnosen, Art der Behandlung, Zeitpunkte der Antragsstellung und Bewilligung, beantragte Stundenkontingente)
- Stationäre, teilstationäre Krankenhausbehandlungen der letzten vier Jahre (Diagnosen, Zeiträume, Institution, Kostenträger)
- Rehabilitative Verfahren der letzten vier Jahre (Diagnosen, Zeiträume, Institution, Kostenträger)

Gutachter*innen erhalten keine Informationen zu Ihrem Namen, Adresse oder Versicherungsnummer.

Abb. 8.2   (Fortsetzung)

Name und Anschrift der Krankenkasse

Angaben Therapeut*in   **PTV 2**

Chiffre Patient*in

Anfangsbuchstabe | Geburtsdatum
des Familiennamens | 6-stellig

Diagnose(n) *(ICD-10 - GM endständig)*

Es liegt eine Diagnose nach F70-F79 (ICD-10-GM) vor.

Psychotherapie

für Erwachsene (Erw)	Kurzzeittherapie 1 (KZT 1)	ausschließlich Einzeltherapie
für Kinder und Jugendliche (KiJu)	Kurzzeittherapie 2 (KZT 2)	ausschließlich Gruppentherapie
Analytische Psychotherapie (AP)	Langzeittherapie (LZT) als	Kombinationsbehandlung mit
Systemische Therapie (ST)	Erstantrag	überwiegend Einzeltherapie
Tiefenpsychologisch fundierte Psychotherapie (TP)	Umwandlung	überwiegend Gruppentherapie
Verhaltenstherapie (VT)	Fortführung	Kombinationsbehandlung durch zwei Therapeut*innen

Für die KZT1, KZT2 oder LZT in diesem Bewilligungsschritt werden beantragt

Therapieeinheiten mit GOP des EBM

Für den Einbezug von Bezugspersonen in diesem Bewilligungsschritt werden beantragt

Therapieeinheiten mit GOP des EBM   B,   B

Bei Erstanträgen angeben:
Vor der jetzigen Behandlung wurde innerhalb der letzten 2 Jahre bereits eine KZT1, KZT2 oder LZT durchgeführt

Bei Erst- und Umwandlungsanträgen angeben:
Durchführung von zwei probatorischen Sitzungen:

1. Sitzung am T T M M J J

2. Sitzung am T T M M J J

Bei Anträgen auf LZT angeben:
Soll nach Abschluss der Behandlung eine Rezidivprophylaxe durchgeführt werden

ja, mit voraussichtlich   Therapieeinheiten

nein

noch nicht absehbar

ein Fortführungsantrag ist voraussichtlich erforderlich

Bisheriger Behandlungsumfang
Einzelbehandlung
Therapieeinheiten in der KZT1, KZT2 und LZT (1 TE = 50 Minuten)

Gruppenbehandlung
Therapieeinheiten in der KZT1, KZT2 und LZT (1 TE = 100 Minuten)

Akutbehandlung
Therapieeinheiten (1 TE = 50 Minuten)

Letztes Gutachten durch
Name   Datum des Gutachtens
T T M M J J

Erklärung Therapeut*in
Ich führe die beantragte Psychotherapie nach den jeweils geltenden Bestimmungen der vertragsärztlichen Versorgung durch und habe von der zuständigen Kassenärztlichen Vereinigung die hierfür erforderliche Abrechnungsgenehmigung.

Ausstellungsdatum
T T M M J J

Stempel / Unterschrift Therapeut*in bzw. Ambulanz gemäß § 117 Abs. 3 SGB V

Ausfertigung Krankenkasse

Muster PTV 2a (7.2020)

Abb. 8.3 a–c a Psychotherapiemuster PTV 2a; b Psychotherapiemuster PTV 2b; c Psychotherapiemuster PTV 2c

Name und Anschrift der Krankenkasse

Angaben Therapeut*in   **PTV 2**

Chiffre Patient*in

Anfangsbuchstabe | Geburtsdatum
des Familiennamens | 6-stellig

Diagnose(n) *(ICD-10 - GM endständig)*

Es liegt eine Diagnose nach F70-F79 (ICD-10-GM) vor.

für Erwachsene (Erw)	Kurzzeittherapie 1 (KZT 1)
für Kinder und Jugendliche (KiJu)	Kurzzeittherapie 2 (KZT 2)
Analytische Psychotherapie (AP)	Langzeittherapie (LZT) als
Systemische Therapie (ST)	Erstantrag
Tiefenpsychologisch fundierte Psychotherapie (TP)	Umwandlung
Verhaltenstherapie (VT)	Fortführung

ausschließlich Einzeltherapie

ausschließlich Gruppentherapie

Kombinationsbehandlung mit

überwiegend Einzeltherapie

überwiegend Gruppentherapie

Kombinationsbehandlung durch zwei Therapeut*innen

Für die KZT1, KZT2 oder LZT in diesem Bewilligungsschritt werden beantragt

Therapieeinheiten mit GOP des EBM

Für den Einbezug von Bezugspersonen in diesem Bewilligungsschritt werden beantragt

Therapieeinheiten mit GOP des EBM   B,   B

Bei Erstanträgen angeben:
Vor der jetzigen Behandlung wurde innerhalb der letzten 2 Jahre bereits eine KZT1, KZT2 oder LZT durchgeführt

Bei Erst- und Umwandlungsanträgen angeben:
Durchführung von zwei probatorischen Sitzungen

1. Sitzung am T T M M J J

2. Sitzung am T T M M J J

Bei Anträgen auf LZT angeben:
Soll nach Abschluss der Behandlung eine Rezidivprophylaxe durchgeführt werden

ja, mit voraussichtlich   Therapieeinheiten

nein

noch nicht absehbar

ein Fortführungsantrag ist voraussichtlich erforderlich

Bisheriger Behandlungsumfang
Einzelbehandlung
Therapieeinheiten in der KZT1, KZT2 und LZT (1 TE = 50 Minuten)

Gruppenbehandlung
Therapieeinheiten in der KZT1, KZT2 und LZT (1 TE = 100 Minuten)

Akutbehandlung
Therapieeinheiten (1 TE = 50 Minuten)

Letztes Gutachten durch
Name

Datum des Gutachtens
T T M M J J

Erklärung Therapeut*in
Ich führe die beantragte Psychotherapie nach den jeweils geltenden Bestimmungen der vertragsärztlichen Versorgung durch und habe von der zuständigen Kassenärztlichen Vereinigung die hierfür erforderliche Abrechnungsgenehmigung.

Ausstellungsdatum
T T M M J J

Stempel / Unterschrift Therapeut*in
bzw. Ambulanz gemäß § 117 Abs. 3 SGB V

Muster PTV 2b (7.2020)

Ausfertigung Gutachter*in

MUSTER

Abb. 8.3 (Fortsetzung)

Angaben Therapeut*in   **PTV 2**

Name und Anschrift der Krankenkasse

Chiffre Patient*in

Anfangsbuchstabe | Geburtsdatum
des Familiennamens | 6-stellig

Diagnose(n) *(ICD-10 - GM endständig)*

Es liegt eine Diagnose nach F70-F79 (ICD-10-GM) vor.

für Erwachsene (Erw)	Kurzzeittherapie 1 (KZT 1)	ausschließlich Einzeltherapie
für Kinder und Jugendliche (KiJu)	Kurzzeittherapie 2 (KZT 2)	ausschließlich Gruppentherapie
Analytische Psychotherapie (AP)	Langzeittherapie (LZT) als	Kombinationsbehandlung mit
Systemische Therapie (ST)	Erstantrag	überwiegend Einzeltherapie
Tiefenpsychologisch fundierte Psychotherapie (TP)	Umwandlung	überwiegend Gruppentherapie
Verhaltenstherapie (VT)	Fortführung	Kombinationsbehandlung durch zwei Therapeut*innen

Für die KZT1, KZT2 oder LZT in diesem Bewilligungsschritt werden beantragt

Therapieeinheiten mit GOP des EBM

Für den Einbezug von Bezugspersonen in diesem Bewilligungsschritt werden beantragt

Therapieeinheiten mit GOP des EBM   B.   B

Bei Erstanträgen angeben:
Vor der jetzigen Behandlung wurde innerhalb der letzten 2 Jahre bereits eine KZT1, KZT2 oder LZT durchgeführt

Bei Erst- und Umwandlungsanträgen angeben:
Durchführung von zwei probatorischen Sitzungen:

1. Sitzung am   T T M M J J

2. Sitzung am   T T M M J J

Bei Anträgen auf LZT angeben:
Soll nach Abschluss der Behandlung eine Rezidivprophylaxe durchgeführt werden

ja, mit voraussichtlich   Therapieeinheiten

nein

noch nicht absehbar

ein Fortführungsantrag ist voraussichtlich erforderlich

Bisheriger Behandlungsumfang
Einzelbehandlung
Therapieeinheiten in der KZT1, KZT2 und LZT (1 TE = 50 Minuten)

Gruppenbehandlung
Therapieeinheiten in der KZT1, KZT2 und LZT (1 TE = 100 Minuten)

Akutbehandlung
Therapieeinheiten (1 TE = 50 Minuten)

Letztes Gutachten durch
Name   Datum des Gutachtens   T T M M J J

Erklärung Therapeut*in
Ich führe die beantragte Psychotherapie nach den jeweils geltenden Bestimmungen der vertragsärztlichen Versorgung durch und habe von der zuständigen Kassenärztlichen Vereinigung die hierfür erforderliche Abrechnungsgenehmigung.

Ausstellungsdatum   T T M M J J

Stempel / Unterschrift Therapeut*in bzw. Ambulanz gemäß § 117 Abs. 3 SGB V

Ausfertigung Therapeut*in

Muster PTV 2c (7.2020)

Abb. 8.3   (Fortsetzung)

PTV 2

Formular?	PTV 2 „Angaben Psychotherapeut" (Ausfertigung Krankenkasse: PTV 2a, Ausfertigung Gutachter: PTV 2b, Ausfertigung Therapeut: PTV 2c)
Wer an wen?	Psychotherapeut an die Krankenkasse (PTV 2a, bei Gutachterverfahren zusätzlich PTV 2b)
Wann?	Bei einem Erstantrag auf Psychotherapie (PTV 2a) oder einem Folgeantrag (Umwandlung und Fortführung) mit Gutachterverfahren (PTV 2a, PTV2b)

8.3 Konsiliarbericht

Wenn eine Richtlinientherapie bei einem nicht-ärztlichen Psychotherapeuten in Anspruch genommen werden soll, muss der Psychotherapeut den Patienten vor deren Beginn an einen Vertragsarzt überweisen. Er verwendet hierfür ein Überweisungsformular nach dem Muster 7 (Abb. 8.4). Welche Ärzte für die Abgabe eines Konsiliarberichts berechtigt sind, ist in § 32 Abs. 4 Psychotherapie-Richtlinie explizit geregelt.

Der Konsiliararzt überprüft im Rahmen einer persönlichen Untersuchung des Patienten, ob weitere ärztliche Untersuchungen und/oder eine ärztliche Begleitbehandlung erforderlich ist und ob Kontraindikationen (medizinische Gründe, die gegen eine Anwendung von Psychotherapie sprechen) für die Durchführung einer psychotherapeutischen Behandlung vorliegen. Das Ergebnis der Untersuchung hält der Arzt im Konsiliarbericht nach dem Muster 22 fest, den er dem Psychotherapeuten möglichst zeitnah, spätestens aber drei Wochen nach der Untersuchung, zuschickt.

In der Psychotherapie-Richtlinie ist im § 32 Abs. 3 definiert, welche Angaben der ärztliche Konsiliarbericht enthalten muss:

1. Aktuelle Beschwerden der Patientin oder des Patienten,
2. psychischer und somatischer Befund (bei Kindern und Jugendlichen insbesondere unter Berücksichtigung des Entwicklungsstandes),
3. im Zusammenhang mit den aktuellen Beschwerden relevante anamnestische Daten,
4. zu einer gegebenenfalls notwendigen psychiatrischen oder kinder- und jugendpsychiatrischen Abklärung,
5. relevante stationäre und/oder ambulante Vor- und Parallelbehandlungen, inklusive gegebenenfalls laufende Medikation,
6. medizinische Diagnose(n), Differential- und Verdachtsdiagnose(n),

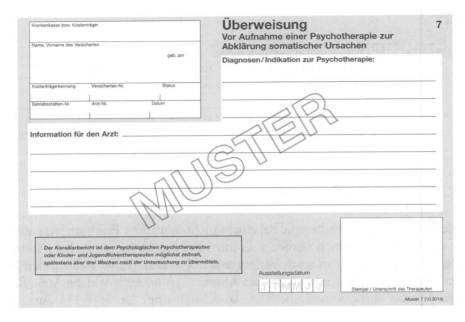

Abb. 8.4   Muster 7

7. gegebenenfalls Befunde, die eine ärztliche/ärztlich veranlasste Begleitbehandlung erforderlich machen,
8. zu gegebenenfalls erforderlichen weiteren ärztlichen Untersuchungen, und
9. zu gegebenenfalls bestehenden Kontraindikationen für die Durchführung einer psychotherapeutischen Behandlung zum Zeitpunkt der Untersuchung.

Der Konsiliarbericht wird in vier Ausfertigungen erstellt (Abb. 8.5 a–d): Die Ausfertigungen für den Psychotherapeuten (Muster 22a) und den Konsiliararzt selbst (Muster 22c) enthalten sämtliche Informationen. In der Ausfertigung für die Krankenkasse (Muster 22d) sind sämtliche Informationen zum medizinischen und psychischen Befund und zur Notwendigkeit einer ärztlichen Abklärung geschwärzt. In der Ausfertigung für den Gutachter (siehe 8.5b) sind die Versichertendaten geschwärzt (Muster 22b).

Muster 7

Formular?	Muster 7 „Überweisung vor Aufnahme einer Psychotherapie zur Abklärung somatischer Ursachen"
Wer an wen?	Nichtärztlicher Psychotherapeut an den Vertragsarzt (z.B. Hausarzt des Patienten)
Wann?	Spätestens nach Beendigung der probatorischen Sitzungen und vor Beginn der Richtlinientherapie

Krankenkasse bzw. Kostenträger		
Name, Vorname des Versicherten		
		geb. am
Kostenträgerkennung	Versicherten-Nr.	Status
Betriebsstätten-Nr.	Arzt-Nr.	Datum

Konsiliarbericht   22
vor Aufnahme einer Psychotherapie durch Psychologische
Psychotherapeuten und Kinder- und
Jugendlichenpsychotherapeuten

Auf Veranlassung von: Arztnummer

Name des Therapeuten   Betriebsstättennummer

Es sollen ggf. Angaben zu folgenden Inhalten gemacht werden:
Aktuelle Beschwerden, Angaben zum psychischen und somatischen Befund (bei Kindern und Jugendlichen insbesondere unter Berücksichtigung des Entwicklungsstandes), relevante anamnestische Daten im Zusammenhang mit
den aktuellen Beschwerden, medizinische Diagnosen, Differenzial- und Verdachtsdiagnosen, relevante Vor- und
Parallelbehandlungen stat./amb. (z.B. laufende Medikation), ggf. Befunde, die eine ärztliche/ärztlich veranlasste Begleitbehandlung und/oder psychiatrische bzw. kinder- und jugendpsychiatrische Untersuchung erforderlich machen:

MUSTER

Psychiatrische bzw. Kinder- und
jugendpsychiatrische Abklärung ist   ☐ erforderlich   ☐ nicht erforderlich   ☐ erfolgt   ☐ veranlasst

Sind ärztliche/ärztlich veranlasste Maßnahmen bzw. Untersuchungen notwendig bzw. veranlasst und ggf. welche?

_____

_____

☐ Aufgrund somatischer/psychiatrischer Befunde bestehen derzeit Kontraindikationen für eine psychotherapeutische Behandlung (Begründung s. o.)

☐ Ärztliche Mitbehandlung ist erforderlich
Art der Maßnahme: _____

_____

Ausstellungsdatum
T T M M J J

Vertragsarztstempel / Unterschrift des Arztes

Für diese Bescheinigung ist die Nr. 01612 EBM berechnungsfähig
Ausfertigung für den Therapeuten

Muster 22a (10.2014)

Abb. 8.5   a–d a Muster 22a; b Muster 22b; c Muster 22c; d Muster 22d

Konsiliarbericht 22

vor Aufnahme einer Psychotherapie durch Psychologische Psychotherapeuten und Kinder- und Jugendlichenpsychotherapeuten

Auf Veranlassung von:

Arztnummer

Name des Therapeuten

Betriebsstättennummer

Chiffre | | T T M M J J | des Patienten

Anfangsbuchstabe | Geburtsdatum
des Familiennamens

Es sollen ggf. Angaben zu folgenden Inhalten gemacht werden:
Aktuelle Beschwerden, Angaben zum psychischen und somatischen Befund (bei Kindern und Jugendlichen insbesondere unter Berücksichtigung des Entwicklungsstandes), relevante anamnestische Daten im Zusammenhang mit den aktuellen Beschwerden, medizinische Diagnosen, Differenzial- und Verdachtsdiagnosen, relevante Vor- und Parallelbehandlungen stat./amb. (z.B. laufende Medikation), ggf. Befunde, die eine ärztliche/ärztlich veranlasste Begleitbehandlung und/oder psychiatrische bzw. kinder- und jugendpsychiatrische Untersuchung erforderlich machen:

Psychiatrische bzw. kinder- und
jugendpsychiatrische Abklärung ist ☐ erforderlich ☐ nicht erforderlich ☐ erfolgt ☐ veranlasst

Sind ärztliche/ärztlich veranlasste Maßnahmen bzw. Untersuchungen notwendig bzw. veranlasst und ggf. welche?

☐ Aufgrund somatischer/psychiatrischer Befunde bestehen derzeit Kontraindikationen für eine psychotherapeutische Behandlung (Begründung s. o.)

☐ Ärztliche Mitbehandlung ist erforderlich
Art der Maßnahme:

Ausstellungsdatum

T T M M J J

Vertragsarztstempel / Unterschrift des Arztes

Für diese Bescheinigung ist die Nr. 01612 EBM berechnungsfähig

Ausfertigung für den Gutachter

Muster 22b (10.2014)

Abb. 8.5 (Fortsetzung)

Krankenkasse bzw. Kostenträger		
Name, Vorname des Versicherten		geb. am
Kostenträgerkennung	Versicherten-Nr.	Status
Betriebsstätten-Nr.	Arzt-Nr.	Datum

Konsiliarbericht 22

vor Aufnahme einer Psychotherapie durch Psychologische Psychotherapeuten und Kinder- und Jugendlichenpsychotherapeuten

Auf Veranlassung von:

Arztnummer

Name des Therapeuten

Betriebsstättennummer

Es sollen ggf. Angaben zu folgenden Inhalten gemacht werden:
Aktuelle Beschwerden, Angaben zum psychischen und somatischen Befund (bei Kindern und Jugendlichen insbesondere unter Berücksichtigung des Entwicklungsstandes), relevante anamnestische Daten im Zusammenhang mit den aktuellen Beschwerden, medizinische Diagnosen, Differenzial- und Verdachtsdiagnosen, relevante Vor- und Parallelbehandlungen stat./amb. (z.B. laufende Medikation), ggf. Befunde, die eine ärztliche/ärztlich veranlasste Begleitbehandlung und/oder psychiatrische bzw. kinder- und jugendpsychiatrische Untersuchung erforderlich machen:

MUSTER

Psychiatrische bzw. kinder- und jugendpsychiatrische Abklärung ist ☐ erforderlich ☐ nicht erforderlich ☐ erfolgt ☐ veranlasst

Sind ärztliche/ärztlich veranlasste Maßnahmen bzw. Untersuchungen notwendig bzw. veranlasst und ggf. welche?

_____

_____

☐ Aufgrund somatischer/psychiatrischer Befunde bestehen derzeit Kontraindikationen für eine psychotherapeutische Behandlung (Begründung s. o.)

☐ Ärztliche Mitbehandlung ist erforderlich
Art der Maßnahme: _____

_____

Ausstellungsdatum

| T | T | M | M | J | J |

| Für diese Bescheinigung ist die Nr. 01612 EBM berechnungsfähig |

| **Ausfertigung für den Vertragsarzt** |

Vertragsarztstempel / Unterschrift des Arztes

Muster 22c (10.2014)

Abb. 8.5 (Fortsetzung)

Krankenkasse bzw. Kostenträger		
Name, Vorname des Versicherten		geb. am
Kostenträgerkennung	Versicherten-Nr.	Status
Betriebsstätten-Nr.	Arzt-Nr.	Datum

Konsiliarbericht   **22**
vor Aufnahme einer Psychotherapie durch Psychologische
Psychotherapeuten und Kinder- und
Jugendlichenpsychotherapeuten

Auf Veranlassung von: Arztnummer

Name des Therapeuten   Betriebsstättennummer

☐ Aufgrund somatischer/psychiatrischer Befunde bestehen derzeit Kontraindikationen für eine psychotherapeutische Behandlung (Begründung s. o.)

☐ Ärztliche Mitbehandlung ist erforderlich
Art der Maßnahme: _____

_____

Ausstellungsdatum
T T M M J J

Für diese Bescheinigung ist die Nr. 01612 EBM berechnungsfähig

Vertragsarztstempel / Unterschrift des Arztes

Ausfertigung für die Krankenkasse

Muster 22d (10.2014)

Abb. 8.5 (Fortsetzung)

Muster 22

Formular?	Muster 22 „Konsiliarbericht vor Aufnahme einer Psychotherapie durch Psychologische Psychotherapeuten und Kinder- und Jugendlichenpsychotherapeuten" (Ausfertigung Therapeut: 22a, Ausfertigung Gutachter: 22b, Ausfertigung Vertragsarzt: 22c, Ausfertigung Krankenkasse: 22d)
Wer an wen?	Konsiliararzt an den Psychotherapeuten (22a, b, d)), Ausfertigung 22c verbleibt beim Konsiliararzt
Wann?	Möglichst zeitnah, spätestens aber drei Wochen nach erfolgter Untersuchung des Patienten

8.4   Gutachterverfahren

Bei Anträgen auf eine Langzeittherapie in Form einer Einzeltherapie, bei Umwandlungsanträgen von einer Kurzzeittherapie in eine Langzeittherapie und bei Anträgen auf eine Fortführung einer Langzeittherapie muss der Psychotherapeut die Notwendigkeit in einem ausführlichen, strukturierten Bericht an einen Gutachter begründen (sog. Gutachterverfahren). Die Krankenkasse kann auch in weiteren Fällen ein Gutachterverfahren verlangen, beispielsweise wenn eine erneute Richtlinientherapie im selben Psychotherapieverfahren vor Ablauf der Zwei-Jahres-Frist beantragt wird.

Der Bericht des Psychotherapeuten an den Gutachter muss bestimmte Angaben enthalten, die in einem Leitfaden (Muster PTV 3) definiert sind. Wir halten es aus Gründen der Transparenz für sinnvoll, dass Sie als Patient die geforderten Inhalte dieses Berichts kennen. Zur besseren Lesbarkeit geben wir den Inhalt des Musters PTV 3 im Folgenden nicht als Bild, sondern im Fließtext wieder.

Dieser pseudonymisierte Bericht (lediglich Angabe des ersten Buchstabens des Familiennamens und des Geburtsdatums des Patienten) des Psychotherapeuten an den Gutachter nach dem Muster PTV 3 wird in einem verschlossenen, mit dem Vermerk „vertraulich" versehenen Umschlag (Muster PTV 8) an die Krankenkasse geschickt und von dieser ungeöffnet an einen Gutachter weitergeleitet. Der Gutachter teilt dem Psychotherapeuten und der Krankenkasse mit, ob und ggf. wie viele Therapieeinheiten befürwortet werden (Muster PTV 5). In der Ausfertigung der Krankenkasse ist der Abschnitt „Begründung nur für den Therapeuten" geschwärzt.

Die Krankenkasse beauftragt den externen Gutachter mit dem Formular Muster PTV 4 (Abb. 8.6).

Der Gutachter übermittelt das Ergebnis seiner Begutachtung mit dem Formular PTV 5 (Abb. 8.7 a–d).

8.4.1 Leitfaden zum Erstellen des Berichts an die Gutachterin oder den Gutachter Muster PTV 3 (Stand: Juli 2020)

Hinweise zum Erstellen des Berichts zum Erst-, Umwandlungs- oder Fortführungsantrag
Die Therapeutin oder der Therapeut erstellt den Bericht an die Gutachterin oder den Gutachter persönlich und in freier Form nach der in diesem Formblatt vorgegebenen Gliederung und versieht ihn mit Datum und Unterschrift. Der Bericht soll auf die für das Verständnis der psychischen Störung und deren Ursachen sowie auf die für die Behandlung relevanten Informationen begrenzt sein.

Die jeweiligen Unterpunkte der Gliederungspunkte des Informationsblattes sind als Hilfestellung zur Abfassung des Berichts gedacht und müssen nur bei Relevanz abgehandelt werden. Gliederungspunkte mit einem Zusatz „AP", „ST", „TP" oder „VT" sind nur bei einem Bericht für das entsprechende Psychotherapieverfahren zu berücksichtigen. Die Angaben können stichwortartig erfolgen.

Im Rahmen einer Psychotherapie können relevante Bezugspersonen zur Erreichung eines Behandlungserfolges einbezogen werden. Angaben zur Einbeziehung von Eltern und Bezugspersonen sind insbesondere bei Kindern und Jugendlichen, bei Menschen mit geistiger Behinderung oder in der Systemischen Therapie relevant. Relevante biografische Faktoren sollen im Rahmen der Verhaltensanalyse (VT), der Psychodynamik (TP, AP) bzw. der System- und Ressourcenanalyse (ST) dargestellt werden.

Der Umfang des Berichts soll i. d. R. zwei Seiten umfassen.

Name und Anschrift Krankenkasse

Name und Anschrift Gutachter*in

Auftrag zur Begutachtung PTV 4

Chiffre Patient*in

Anfangsbuchstabe des Familiennamens | Geburtsdatum 6-stellig

Bearbeitungsnummer der Krankenkasse

Eingangsdatum des Antrags bei der Krankenkassse

T T M M J J

Ansprechpartner*in

Telefonnummer

ggf. E-Mail-Adresse

Sehr geehrte Dame, sehr geehrter Herr,

wir bitten Sie um eine gutachterliche Stellungnahme zu einem Antrag auf Psychotherapie auf dem Formblatt PTV 5 in Form eines

☐ Gutachtens

☐ Zweitgutachtens

Die Unterlagen der Therapeutin bzw. des Therapeuten sind im verschlossenen Briefumschlag PTV 8 beigefügt. Ergänzende Angaben zu der Versicherten bzw. zu dem Versicherten zu
- Arbeitsunfähigkeitszeiten der letzten vier Jahre (Diagnosen, Zeiträume)
- Ambulanten psychotherapeutischen Behandlungen der letzten vier Jahre (Diagnosen, Art der Behandlung, Zeitpunkte der Antragsstellung und Bewilligung, beantragte Stundenkontingente)
- Stationären, teilstationären Krankenhausbehandlungen der letzten vier Jahre (Diagnosen, Zeiträume, Institution, Kostenträger)
- Rehabilitativen Verfahren der letzten vier Jahre (Diagnosen, Zeiträume, Institution, Kostenträger)

☐ liegen in Anlage bei

☐ liegen nicht vor

Die vorherige Gutachterin bzw. der vorherige Gutachter konnte aus folgenden Gründen nicht beauftragt werden

☐ nicht verfügbar

☐ andere Gründe _____

Das PTV 5a senden Sie bitte direkt an die Therapeutin bzw. den Therapeuten.
Das PTV 5b ist für Ihre Unterlagen bestimmt.
Das PTV 5c senden Sie bitte im beigefügten und adressierten Freiumschlag an uns zurück.

Für Ihre Bemühungen danken wir Ihnen.
Mit freundlichen Grüßen

Ausstellungsdatum

T T M M J J

Unterschrift

Muster PTV 4 (7.2020)

Abb. 8.6 Psychotherapiemuster PTV 4

Name und Anschrift Therapeut*in

Name und Anschrift Krankenkasse

Gutachten   **PTV 5**

Chiffre
Patient*in

Anfangsbuchstabe | *Geburtsdatum*
des Familiennamens | *6-stellig*

Bearbeitungsnummer der Krankenkasse

Bericht Therapeut*in vom   T T M M J J

Eingangsdatum Krankenkasse   T T M M J J

Eingangsdatum Gutachter*in   T T M M J J

Unter Beachtung des § 70 SGB V sind die Voraussetzungen für die Leistungspflicht der Krankenkasse gemäß Psychotherapie-Richtlinie und Psychotherapie-Vereinbarung meiner gutachterlichen Einschätzung nach für den Antrag auf Psychotherapie

☐ als erfüllt anzusehen   ☐ als nicht erfüllt anzusehen

Für die KZT1, KZT2 oder LZT

insgesamt beantragt ⬚ Therapieeinheiten mit GOP des EBM

insgesamt befürwortet ⬚ Therapieeinheiten mit GOP des EBM

Für den Einbezug von Bezugspersonen

insgesamt beantragt ⬚ Therapieeinheiten mit GOP des EBM

insgesamt befürwortet ⬚ Therapieeinheiten mit GOP des EBM

Begründung nur für Therapeut*in bei Befürwortung, Teilbefürwortung und Nichtbefürwortung

_____
_____
_____
_____
_____

Kurzbegründung für die Krankenkasse bei Fehlen von Voraussetzungen

☐ Es werden Störungen beschrieben, die nicht im Indikationsbereich der Psychotherapie-Richtlinie gemäß § 27 enthalten sind

☐ Das Störungsmodell bzw. die aktuell wirksame Psychodynamik der psychischen Erkrankung gemäß eines in § 15 Psychotherapie-Richtlinie zugelassenen Psychotherapieverfahrens wird nicht ausreichend erkennbar

☐ Die Zielsetzung der Therapie überschreitet die Grenzen der vertragsärztlichen Versorgung gemäß § 1 der Psychotherapie-Richtlinie

☐ Die Wahl des Psychotherapieverfahrens bzw. des methodischen Vorgehens lässt einen Behandlungserfolg nicht oder nicht ausreichend erwarten (unwirtschaftlich, unzweckmäßig) oder ist nicht über die Psychotherapie-Richtlinie zugelassen

☐ Für das beantragte Psychotherapieverfahren lassen die Voraussetzungen bei der Patientin oder beim Patienten oder die Lebensumstände einen ausreichenden Behandlungserfolg nicht oder nicht ausreichend erwarten

ggf. Erläuterung

_____
_____

Ausstellungsdatum
T T M M J J

Stempel / Unterschrift Gutachter*in

Ausfertigung Therapeut*in

Muster PTV 5a (7.2020)

Abb. 8.7 a–d a Psychotherapiemuster PTV 5a; b Psychotherapiemuster PTV 5b; c Psychotherapiemuster PTV 5c; d Psychotherapiemuster PTV 5d

Name und Anschrift Therapeut*in

Name und Anschrift Krankenkasse

Gutachten   **PTV 5**

Chiffre
Patient*in
Anfangsbuchstabe | Geburtsdatum
des Familiennamens | 6-stellig

Bearbeitungsnummer der Krankenkasse

Bericht Therapeut*in vom   T T M M J J
Eingangsdatum Krankenkasse   T T M M J J
Eingangsdatum Gutachter*in   T T M M J J

Unter Beachtung des § 70 SGB V sind die Voraussetzungen für die Leistungspflicht der Krankenkasse
gemäß Psychotherapie-Richtlinie und Psychotherapie-Vereinbarung meiner gutachterlichen Einschätzung nach
für den Antrag auf Psychotherapie

☐ als erfüllt anzusehen   ☐ als nicht erfüllt anzusehen

Für die KZT1, KZT2 oder LZT

insgesamt
beantragt   Therapieeinheiten mit GOP des EBM   ,
insgesamt
befürwortet   Therapieeinheiten mit GOP des EBM   ,   ,

Für den Einbezug von Bezugspersonen

insgesamt
beantragt   Therapieeinheiten mit GOP des EBM   B,   B
insgesamt
befürwortet   Therapieeinheiten mit GOP des EBM   B,   B

Begründung nur für Therapeut*in bei Befürwortung, Teilbefürwortung und Nichtbefürwortung

_____
_____
_____
_____

Kurzbegründung für die Krankenkasse bei Fehlen von Voraussetzungen

☐ Es werden Störungen beschrieben, die nicht im Indikationsbereich der
Psychotherapie-Richtlinie gemäß § 27 enthalten sind

☐ Das Störungsmodell bzw. die aktuell wirksame Psychodynamik der psychischen Erkrankung gemäß eines in
§ 15 Psychotherapie-Richtlinie zugelassenen Psychotherapieverfahrens wird nicht ausreichend erkennbar

☐ Die Zielsetzung der Therapie überschreitet die Grenzen der vertragsärztlichen
Versorgung gemäß § 1 der Psychotherapie-Richtlinie

☐ Die Wahl des Psychotherapieverfahrens bzw. des methodischen Vorgehens lässt einen Behandlungserfolg nicht oder
nicht ausreichend erwarten (unwirtschaftlich, unzweckmäßig) oder ist nicht über die Psychotherapie-Richtlinie zugelassen

☐ Für das beantragte Psychotherapieverfahren lassen die Voraussetzungen bei der Patientin oder beim Patienten oder die
Lebensumstände einen ausreichenden Behandlungserfolg nicht oder nicht ausreichend erwarten

ggf. Erläuterung

_____
_____
_____

Ausstellungsdatum
T T M M J J

Stempel / Unterschrift Gutachter*in

| Ausfertigung Gutachter*in |

Muster PTV 5b (7.2020)

Abb. 8.7   (Fortsetzung)

Gutachten   **PTV 5**

Chiffre
Patient*in
Anfangsbuchstabe | Geburtsdatum
des Familiennamens | 6-stellig

Bearbeitungsnummer der Krankenkasse

Bericht Therapeut*in vom | T | T | M | M | J | J |

Eingangsdatum Krankenkasse | T | T | M | M | J | J |

Eingangsdatum Gutachter*in | T | T | M | M | J | J |

*Name und Anschrift Therapeut*in*

Name und Anschrift Krankenkasse

Unter Beachtung des § 70 SGB V sind die Voraussetzungen für die Leistungspflicht der Krankenkasse gemäß Psychotherapie-Richtlinie und Psychotherapie-Vereinbarung meiner gutachterlichen Einschätzung nach für den Antrag auf Psychotherapie

☐ als erfüllt anzusehen   ☐ als nicht erfüllt anzusehen

Für die KZT1, KZT2 oder LZT

insgesamt beantragt | | | | Therapieeinheiten mit GOP des EBM | | | | | | , | | | |

insgesamt befürwortet | | | | Therapieeinheiten mit GOP des EBM | | | | | , | | | | , | | | |

Für den Einbezug von Bezugspersonen

insgesamt beantragt | | | | Therapieeinheiten mit GOP des EBM | | | | B, | | | | B

insgesamt befürwortet | | | | Therapieeinheiten mit GOP des EBM | | | | B, | | | | B

Begründung nur für Therapeut*in bei Befürwortung, Teilbefürwortung und Nichtbefürwortung

Kurzbegründung für die Krankenkasse bei Fehlen von Voraussetzungen

☐ Es werden Störungen beschrieben, die nicht im Indikationsbereich der Psychotherapie-Richtlinie gemäß § 27 enthalten sind

☐ Das Störungsmodell bzw. die aktuell wirksame Psychodynamik der psychischen Erkrankung gemäß eines in § 15 Psychotherapie-Richtlinie zugelassenen Psychotherapieverfahrens wird nicht ausreichend erkennbar

☐ Die Zielsetzung der Therapie überschreitet die Grenzen der vertragsärztlichen Versorgung gemäß § 1 der Psychotherapie-Richtlinie

☐ Die Wahl des Psychotherapieverfahrens bzw. des methodischen Vorgehens lässt einen Behandlungserfolg nicht oder nicht ausreichend erwarten (unwirtschaftlich, unzweckmäßig) oder ist nicht über die Psychotherapie-Richtlinie zugelassen

☐ Für das beantragte Psychotherapieverfahren lassen die Voraussetzungen bei der Patientin oder beim Patienten oder die Lebensumstände einen ausreichenden Behandlungserfolg nicht oder nicht ausreichend erwarten

ggf. Erläuterung

Ausstellungsdatum
| T | T | M | M | J | J |

Stempel / Unterschrift Gutachter*in

Ausfertigung Krankenkasse

Muster PTV 5c (7.2020)

Abb. 8.7 (Fortsetzung)

Bericht zum Erst- oder Umwandlungsantrag

1. **Relevante soziodemografische Daten**
   - Bei Erwachsenen: aktuell ausgeübter Beruf, Familienstand, Zahl der Kinder
   - Bei Kindern und Jugendlichen: Angaben zur Lebenssituation, zu Kindergarten oder zu Schulart, ggf. Schulabschluss und Arbeitsstelle, Geschwisterzahl und -position, zum Alter und Beruf der Eltern und ggf. der primären Betreuungspersonen

2. **Symptomatik und psychischer Befund**
   - Von der Patientin oder dem Patienten geschilderte Symptomatik mit Angaben zu Schwere und Verlauf; ggf. diesbezügliche Angaben von Eltern und Bezugspersonen, bei Kindern und Jugendlichen Informationen aus der Schule
   - Auffälligkeiten bei der Kontaktaufnahme, der Interaktion und bezüglich des Erscheinungsbildes
   - Psychischer Befund
   - Krankheitsverständnis der Patientin oder des Patienten; ggf. der relevanten Bezugspersonen
   - Ergebnisse psychodiagnostischer Testverfahren

3. **Somatischer Befund/Konsiliarbericht**
   - Somatische Befunde (ggf. einschließlich Suchtmittelkonsum)
   - ggf. aktuelle psychopharmakologische Medikation
   - Psychotherapeutische, psychosomatische sowie kinder- und jugendpsychiatrische bzw. psychiatrische Vorbehandlungen (falls vorhanden Berichte beifügen)

4. **Behandlungsrelevante Angaben zur Lebensgeschichte (ggf. auch zur Lebensgeschichte der Bezugspersonen), zur Krankheitsanamnese, zur Verhaltensanalyse (VT) bzw. zur Psychodynamik (TP, AP) bzw. zum Systemischen Erklärungsmodell (ST)**
   - Psychodynamik (TP, AP): Auslösende Situation, intrapsychische Konfliktebene und aktualisierte intrapsychische Konflikte, Abwehrmechanismen, strukturelle Ebene, dysfunktionale Beziehungsmuster
   - Systemisches Erklärungsmodell (ST): Systemanalyse (störungsrelevante interpersonelle und intrapsychische Interaktions- und Kommunikationsstrukturen, Bedeutungsgebungen), belastende Faktoren, problemfördernde Muster und Lösungsversuche, Ressourcenanalyse, gemeinsam entwickelte Problemdefinition und Anliegen.

- Verhaltensanalyse (VT): Funktionales Bedingungsmodell, prädisponierende, auslösende und aufrechterhaltende Bedingungen und kurze Beschreibung des übergeordneten Störungsmodells (Makroanalyse)
5. **Diagnose zum Zeitpunkt der Antragsstellung**
   - ICD-10-Diagnose/n mit Angabe der Diagnosesicherheit
   - Psychodynamische bzw. neurosenpsychologische Diagnose (TP, AP)
   - Differenzialdiagnostische Angaben falls erforderlich
6. **Behandlungsplan und Prognose**
   - Beschreibung der konkreten, mit der Patientin oder dem Patienten reflektierten Therapieziele; ggf. auch Beschreibung der Ziele, die mit den Bezugspersonen vereinbart wurden
   - Individueller krankheitsbezogener Behandlungsplan, auch unter Berücksichtigung evtl. vorausgegangener ambulanter und stationärer Behandlungen sowie Angaben zu den im individuellen Fall geplanten Behandlungstechniken und -methoden; ggf. Angaben zur geplanten Einbeziehung der Bezugspersonen
   - Begründung des Settings (Einzel- oder Gruppentherapie oder Kombinationsbehandlung), auch des Mehrpersonensettings (ST), der Sitzungszahl sowie der Behandlungsfrequenz und ggf. auch kurze Darstellung des Gruppenkonzepts; bei Kombinationsbehandlung zusätzlich kurze Angaben zum abgestimmten Gesamtbehandlungsplan
   - Kooperation mit anderen Berufsgruppen
   - Prognose unter Berücksichtigung von Motivation, Umstellungsfähigkeit, inneren und äußeren Veränderungshindernissen; ggf. auch bezüglich der Bezugspersonen
7. **Zusätzlich erforderliche Angaben bei einem Umwandlungsantrag**
   - Bisheriger Behandlungsverlauf, Veränderung der Symptomatik und Ergebnis in Bezug auf die Erreichung bzw. Nichterreichung der Therapieziele; ggf. auch bezüglich der begleitenden Arbeit mit den Bezugspersonen
   - Begründung der Notwendigkeit der Umwandlung der Kurzzeittherapie in eine Langzeittherapie
   - Weitere Ergebnisse psychodiagnostischer Testverfahren

Bericht zum Fortführungsantrag (bei mehreren Berichten zu Fortführungsanträgen sind die Berichte entsprechend fortlaufend zu nummerieren)

1. Darstellung des bisherigen Behandlungsverlaufs seit dem letzten Bericht, Veränderung der Symptomatik und Behandlungsergebnis in Bezug auf die Erreichung bzw. Nichterreichung der Therapieziele; ggf. auch bezüglich der Einbeziehung der Bezugspersonen

2. Aktuelle Diagnose/n gemäß ICD-10 und aktueller psychischer Befund, weitere Ergebnisse psychodiagnostischer Testverfahren

3. Begründung der Notwendigkeit der Fortführung der Behandlung, weitere Therapieplanung, geänderte/erweiterte Behandlungsziele, geänderte Behandlungsmethoden und -techniken, Prognose, Planung des Therapieabschlusses, ggf. weiterführende Maßnahmen nach Ende der Therapie

Ergänzungsbericht (nur bei Zweitgutachten)

Wurde ein Antrag auf Kurz- oder Langzeittherapie nach Einholen einer gutachterlichen Stellungnahme von der Krankenkasse abgelehnt und legt die oder der Versicherte Widerspruch gegen diese Entscheidung ein, kann die Krankenkasse ein Zweitgutachten einholen. Nach Aufforderung durch die Krankenkasse erstellt die Therapeutin oder der Therapeut der Krankenkasse einen in freier Form erstellten Ergänzungsbericht. Für den Ergänzungsbericht gibt es keine vorgesehene Gliederung. Die Rückmeldung der Gutachterin oder des Gutachters und relevante Unterpunkte oder Gliederungspunkte dieses Informationsblattes können als Orientierung für die Erstellung des Ergänzungsberichts verwendet werden.

Hinweise zu den erforderlichen Unterlagen im Briefumschlag PTV 8:

Im Briefumschlag PTV 8 (Abb. 8.8) müssen folgende Unterlagen enthalten sein:

Bei Gutachten:

- Bericht an die Gutachterin oder den Gutachter
  - Für Ärztinnen und Ärzte: Somatischer Befund ist im Bericht enthalten
  - Für Psychologische Psychotherapeutinnen/Psychotherapeuten und Kinder- und Jugendlichenpsychotherapeutinnen/-psychotherapeuten: Konsiliarbericht (Muster 22b)
- PTV 2b
- ggf. Kopien ergänzender Befundberichte (Pseudonymisierung beachten!)

VERTRAULICH
*Nur Gutachter*innen dürfen
diesen Briefumschlag öffnen*

Unterlagen für das
Gutachtenverfahren
(Zutreffendes bitte ankreuzen)

PTV 8

Chiffre
Patient*in

Anfangsbuchstabe | Geburtsdatum
des Familiennamens | 6-stellig

Name und Anschrift Krankenkasse

Begutachtung einer

☐ AP   ☐ ST   ☐ TP   ☐ VT

☐ KiJu   ☐ Erw

☐ Einzel-
behandlung   ☐ Gruppenbehandlung /
Kombinationsbehandlung

Antragsart

☐ LZT
Erstantrag   ☐ LZT
Umwandlung   ☐ LZT
Fortführung

☐ KZT 1   ☐ KZT 2

Inhalt
☐ Die erforderlichen Unterlagen sind entsprechend den Angaben
im Leitfaden PTV 3 vollständig enthalten.

Erklärung Therapeut*in
☐ Ich erkläre, den Bericht entsprechend den Angaben im
Leitfaden PTV 3 vollständig persönlich verfasst zu haben.

Ausstellungsdatum

T T M M J J

Stempel / Unterschrift Therapeut*in

Muster PTV 8 (7.2020)

Abb. 8.8　Psychotherapiemuster PTV 8

Bei Zweitgutachten:

- Ergänzungsbericht
- Kopie(n) bisheriger Bericht(e)
- Kopie(n) bisheriger gutachterlicher Stellungnahmen
- Kopie(n) bisheriger PTV 2
- ggf. Kopie des Konsiliarberichts (Pseudonymisierung beachten!)
- ggf. Kopien ergänzender Befundberichte (Pseudonymisierung beachten!)

PTV 3

Formular?	PTV 3 „Bericht an den Gutachter"
Wer an wen?	Psychotherapeut an die Krankenkasse (im verschlossenen Umschlag Muster PTV 8), Krankenkasse an den Gutachter
Wann?	Bei einem Erstantrag auf Langzeittherapie oder einem Folgeantrag (Umwandlung und Fortführung) mit Gutachterverfahren

PTV 4

Formular?	PTV 4 „Auftrag zur Begutachtung"
Wer an wen?	Krankenkasse an den Gutachter (im verschlossenen Umschlag Muster PTV 8), gemeinsam mit Muster PTV 2b (siehe Abschn. 8.2)
Wann?	Nach Eingang des Antrags auf Psychotherapie

PTV 5

Formular?	PTV 5 „Gutachten"
Wer an wen?	Gutachter an den Psychotherapeuten (PTV 5a), Gutachter an die Krankenkasse (PTV 5c)
Wann?	Nach Begutachtung

PTV 8

Formular?	PTV 8 Briefumschlag „Unterlagen für das Gutachterverfahren"
Wer an wen?	Psychotherapeut an die Krankenkasse mit Bericht an den Gutachter (Muster PTV 3), Krankenkasse (im verschlossenen Umschlag) an den Gutachter
Wann?	Bei Antragstellung bzw. Antragseingang

8.5 Anzeige einer psychotherapeutischen Akutbehandlung

Eine psychotherapeutische Akutbehandlung kann bei Patienten mit akuter psychischer Symptomatik direkt im Anschluss an die psychotherapeutische Sprechstunde durchgeführt werden. Die Akutbehandlung hat den Zweck, die psychische Symptomatik kurzfristig zu verbessern und ist keine Richtlinientherapie. Nähere Informationen dieser psychotherapeutischen Behandlungsform finden Sie im Abschn. 5.7.

Anders als bei einer Richtlinientherapie muss eine psychotherapeutische Akutbehandlung auch nicht vorab beantragt/genehmigt, sondern der Krankenkasse nur angezeigt, also mitgeteilt werden. Hierfür verwendet der Psychotherapeut das Muster PTV 12 (Abb. 8.9 a, b). Die Akutbehandlung kann dann sofort beginnen.

Abb. 8.9 a,b a Psychotherapiemuster PTV 12a; b Psychotherapiemuster PTV 12b

Krankenkasse bzw. Kostenträger

Name, Vorname des Versicherten

geb. am

Kostenträgerkennung   Versicherten-Nr.   Status

Betriebsstätten-Nr.   Arzt-Nr.   Datum

Name und Anschrift Krankenkasse

Anzeige einer Akutbehandlung   **PTV 12**

Akutbehandlung für

☐ Erwachsene

☐ Kinder/Jugendliche

Beginn am ☐ T T M M J J

Diagnose(n) ICD-10 - GM endständig   ICD-10 - GM endständig   ICD-10 - GM endständig

☐ Es liegt eine Diagnose nach F70-F79 (ICD-10-GM) vor

☐ Die Versicherte bzw. der Versicherte wurde bei mir in den letzten sechs Monaten psychotherapeutisch behandelt

Es wurden innerhalb der letzten 12 Monate
mindestens 50 Minuten Psychotherapeutische Sprechstunde durchgeführt

☐ ja, und zwar am ☐ T T M M J J

und ggf. am ☐ T T M M J J ☐ in anderer Praxis

☐ nein, die Versicherte bzw. der Versicherte war in den letzten 12 Monaten aufgrund einer psychischen Erkrankung in stationärer oder rehabilitativer Behandlung

Ausstellungsdatum
☐ T T M M J J

Stempel / Unterschrift Therapeut*in

Ausfertigung Therapeut*in

Muster PTV 12b (7.2020)

Abb. 8.9 (Fortsetzung)

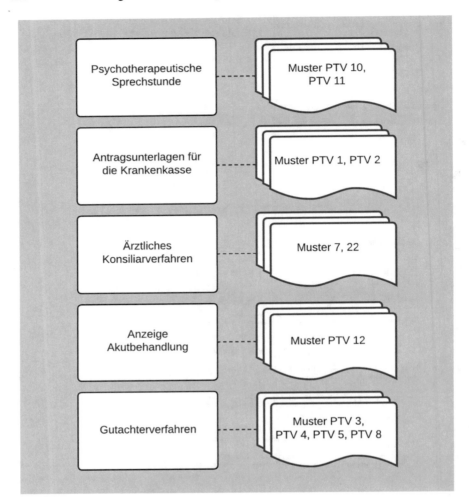

Abb. 8.10 Übersicht über die relevanten Psychotherapieformulare

Zusammenfassung

In Abb. 8.10 werden zusammenfassend noch einmal die im Zusammenhang mit der Psychotherapiebeantragung relevanten Formulare bzw. „Muster" dargestellt.

9

Häufig gestellte Fragen (FAQ)

9.1 Fragen zur Psychotherapie

Was ist überhaupt eine Psychotherapie?
Eine Psychotherapie (zu Lasten der Krankenkasse) ist eine Krankenbehandlung, in der durch psychologische Mittel bzw. Interventionen (je nach
Psychotherapieverfahren unterschiedliche Techniken und Methoden) ver-
sucht wird, systematisch positiven Einfluss auf eine psychische Erkrankung
zu nehmen.

Muss ich die Psychotherapie selbst zahlen?
Richtlinientherapien gehören grundsätzlich zum Leistungskatalog der Gesetzlichen Krankenkassen. Die Voraussetzungen für eine Psychotherapie als
Krankenbehandlung zu Lasten der Gesetzlichen Krankenkassen sind in der
Psychotherapie-Richtlinie beschrieben. Privat Krankenversicherte und Beihilfeberechtigte sollten sich vor der Aufnahme einer Psychotherapie gezielt bei
der privaten Krankenversicherung bzw. der Beihilfestelle über eine Kostenübernahme informieren. Der Psychotherapeut unterstützt Sie bei der Antragstellung.

Brauche ich eine Überweisung zum Psychotherapeuten?
Nein. Sie können mit Ihrer Krankenversicherungskarte bzw. „elektronischen
Gesundheitskarte" (eGK) direkt zum Psychotherapeuten gehen. Eine Über-
weisung ist nicht erforderlich.

C. Schlesiger, K. Schlesiger, *Psychotherapie-Kompass*,
https://doi.org/10.1007/978-3-662-66007-2_9

Wie schnell erfahre ich, ob meine Psychotherapie bezahlt wird?

Wenn eine Kurzzeittherapie (2 x 12 Sitzungen) beantragt wird, ist die Gesetzliche Krankenkasse verpflichtet, innerhalb von drei Wochen nach Eingang des Antrags zu entscheiden. Ist ein Gutachterverfahren erforderlich (Einbeziehung eines externen Gutachters), hat die Krankenkasse bis zu fünf Wochen Zeit. Für eine psychotherapeutische Akutbehandlung ist keine Genehmigung der Krankenkasse erforderlich; hier teilt der Vertragspsychotherapeut der Krankenkasse lediglich mit, dass eine Akutbehandlung begonnen wurde (Anzeigepflicht anstelle Genehmigungspflicht).

Ist die Inanspruchnahme einer psychotherapeutischen Sprechstunde vor einer Psychotherapie verpflichtend?

Ja – für Patienten, die gesetzlich krankenversichert sind. Bevor probatorische Sitzungen und eine Richtlinientherapie bzw. eine psychotherapeutische Akutbehandlung (zu Lasten der Gesetzlichen Krankenkassen) durchgeführt werden können, muss grundsätzlich eine psychotherapeutische Sprechstunde stattfinden. Ausnahmen: Therapeutenwechsel oder vorher erfolgte stationäre Krankenhausbehandlung oder Rehabilitation aufgrund bestimmter psychischer Erkrankungen, die im § 27 Psychotherapie-Richtlinie aufgeführt sind. Private Krankenversicherungen sehen eine psychotherapeutische Sprechstunde in ihrem Leistungskatalog bisher nicht vor. Hier beginnt eine Richtlinientherapie in der Regel direkt mit den probatorischen Sitzungen.

Muss ich die Psychotherapie bei demselben Psychotherapeuten machen, bei dem ich auch die Sprechstunde in Anspruch genommen habe?

Nein. Die Psychotherapie kann, muss aber nicht bei diesem Psychotherapeuten durchgeführt werden.

Was ist, wenn die „Chemie" zwischen mir und dem Psychotherapeuten nicht passt?

Ob die „Chemie" stimmt bzw. eine „persönliche Passung" gegeben ist, sollte man möglichst vor Beginn der Richtlinientherapie im Rahmen der probatorischen (versuchsweisen) Sitzungen herausfinden. Wenn es nicht passt, haben Sie das Recht, andere Psychotherapeuten aufzusuchen – auch parallel. Ihnen stehen probatorische Sitzungen bei verschiedenen Psychotherapeuten zu; ein offizielles „Limit", wie viele Psychotherapeuten Sie „ausprobieren" dürfen, gibt es nicht. Es besteht lediglich die Grenze „je Therapeut" von bis zu vier probatorischen Sitzungen bei Erwachsenen bzw. bis zu sechs probatorischen Sitzungen bei Kindern und Jugendlichen bzw. bei Menschen mit einer geistigen Behinderung.

Wie lange dauern Psychotherapiesitzungen und in welcher Frequenz finden die Sitzungen statt?

Psychotherapiesitzungen dauern in der Regel mind. 50 Minuten. Eine Ausnahme stellt die psychotherapeutische Akutbehandlung dar, bei der (bei Einzeltherapie) auch Einheiten von mindestens 25 Minuten möglich sind. In besonderen Fällen, z. B. bei Expositionen außerhalb der Praxis (z. B. Turm besteigen bei Höhenangst), können auch längere Psychotherapieeinheiten als 50 Minuten erforderlich sein. Häufig wird eine Sitzung pro Woche zu einem festen wöchentlichen Termin angeboten. Je nach Erfordernis können auch mehrere Sitzungen pro Woche oder größere Abstände als 1 x wöchentlich vereinbart sein. Richtlinientherapie allerdings ist auf maximal drei Behandlungsstunden in der Woche zu begrenzen, um eine ausreichende Therapiedauer im Rahmen der Kontingentierung zu gewährleisten.

Muss ich auf der Couch liegen bei der Therapie?

Nein, das kommt nur bei psychoanalytisch begründeten Psychotherapieverfahren infrage, wenn eine Regression (Zurückgreifen auf frühere, kindliche Entwicklungsstadien) therapeutisch gewünscht ist. Psychotherapien finden im Sitzen statt oder – z. B. bei Expositionen – auch außerhalb der Praxisräume (z. B. Höhenangst-Exposition auf einem hohen Turm).

Wie lange kann ich eine Psychotherapie machen?

Für eine Richtlinientherapie bei Erwachsenen sieht die Psychotherapie-Richtlinie bestimmte Höchstgrenzen vor, die sich u. a. in Abhängigkeit vom Psychotherapieverfahren (analytische Psychotherapie, tiefenpsychologisch fundierte Psychotherapie, Verhaltenstherapie, Systemische Therapie) und vom Setting (Einzel- bzw. Gruppensetting) erheblich unterscheiden (vgl. Abschn. 4.1 mit Abb. 4.1 und 4.2).

Ich habe gerade erst eine Psychotherapie beendet, brauche aber weiter Therapie. Was kann ich machen?

Grundsätzlich gilt nach Abschluss einer Richtlinientherapie eine „Pause" für eine erneute Therapie im gleichen Psychotherapieverfahren von zwei Jahren. Hiervon ausgenommen sind Sitzungen, die als Rezidivprophylaxe vorab formal beantragt wurden. Entsprechende Sitzungen können als „ausschleichende Behandlung" bis zu zwei Jahre nach Abschluss der eigentlichen Langzeittherapie in Anspruch genommen werden und damit die Zwei-Jahres-Frist überbrücken. Diese Sitzungen werden allerdings von dem insgesamt genehmigten Stundenkontingent abgezogen und bedeuten keine zusätzlichen Sitzungen. Eine Richtlinientherapie in einem anderen Psychotherapieverfahren (z. B. erst Verhaltenstherapie, dann psychoanalytisch begründete Psychotherapieverfahren) kann sofort begonnen werden. Für eine erneute Therapie im selben Psychotherapieverfahren innerhalb der Zwei-Jahres-Frist ist ein Gutachterverfahren erforderlich. Neben einer erneuten Richtlinientherapie stehen als überbrückende bzw. ergänzende Optionen folgende Möglichkeiten zur Unterstützung bei psychischen Erkrankungen zur Verfügung: Weniger intensive psychotherapeutische Behandlung beim Psychotherapeuten im Rahmen anderer psychotherapeutischer Gesprächsleistungen (vgl. Abschn. 3.2) Behandlung bei einem Facharzt für Psychiatrie und Psychotherapie oder einem Facharzt mit Zusatzbezeichnung Psychotherapie, Basisversorgung in Form der sog. „psychosomatischen Grundversorgung" bei einem entsprechend qualifizierten Arzt (z. B. Hausarzt).

Wie viele Sitzungen können als Rezidivprophylaxe beantragt werden?
Es können nur dann Sitzungen einer Rezidivprophylaxe beantragt werden, wenn eine Langzeittherapie durchgeführt wird. Der Psychotherapeut gibt bei der Antragstellung im Formular Muster PTV 2 (siehe Abschn. 8.2) an, wie viele Sitzungen als Rezidivprophylaxe durchgeführt werden sollen. Es können bei einer Behandlungsdauer von 40 oder mehr Stunden maximal 8 Stunden und bei einer Behandlungsdauer von 60 oder mehr Stunden maximal 16 Stunden für die Rezidivprophylaxe genutzt werden. Bei Kindern und Jugendlichen können, wenn relevante Bezugspersonen zur Behandlung hinzugezogen werden, bei einer Behandlungsdauer von 40 oder mehr Stunden maximal zehn Stunden und bei einer Behandlungsdauer von 60 oder mehr Stunden maximal 20 Stunden für die Rezidivprophylaxe genutzt werden.

Habe ich Nachteile, wenn ich eine Psychotherapie gemacht habe, z. B. bei Versicherungen oder wenn ich Beamter werden möchte?
Wenn Sie eine private Versicherung wie eine Berufsunfähigkeitsversicherung abschließen wollen, müssen Sie in der Regel Gesundheitsfragen beantworten, also angeben, welche Erkrankungen in den letzten Jahren bei Ihnen aufgetreten sind und wie diese behandelt wurden. Wenn Sie eine ambulante Psychotherapie gemacht haben, kann das von der Versicherung als Risiko bewertet werden mit der Folge, dass Sie nicht angenommen werden, bestimmte Leistungen ausgeschlossen werden oder ein höherer Versicherungsbeitrag fällig wird. Wenn Sie in das Beamtenverhältnis übernommen werden wollen, stellt eine ambulante Psychotherapie nicht zwangsläufig ein Hindernis dar. Es kommt eher darauf an, aufgrund welcher psychischen Erkrankung Sie behandelt wurden und ob es sich um eine chronische oder rezidivierende (wiederkehrende) Erkrankung handelt. Letztlich kommt es im konkreten

Einzelfall auf die prognostische Einschätzung des Amtsarztes bzw. Dienstherrn an, wie hoch das Risiko ist, dass Sie in Zukunft erneut erkranken und ob davon auszugehen ist, dass Sie Ihr „normales" Leistungsniveau halten bzw. wieder erreichen können.

9.2   Fragen zu Psychotherapeuten

Wer darf sich Psychotherapeut nennen?
Wer Psychotherapie unter der Berufsbezeichnung „Psychotherapeut" ausüben will, bedarf der staatlichen Approbation als „Psychotherapeut", „Psychologischer Psychotherapeut", „Kinder- und Jugendlichenpsychotherapeut" oder als Arzt mit definierter Facharztqualifikation (z. B. Facharzt für Psychiatrie und Psychotherapie).

Welche Qualifikation bzw. Voraussetzungen muss ein Psychotherapeut haben, damit meine Krankenkasse die Psychotherapie bezahlt?
Damit die Gesetzlichen Krankenkassen die Kosten für eine Richtlinientherapie übernehmen, muss der Psychotherapeut über eine staatliche Approbation als „Psychotherapeut", „Psychologischer Psychotherapeut", „Kinder- und Jugendlichenpsychotherapeut" oder als Arzt mit definierter Facharztqualifikation (z. B. Facharzt für Psychiatrie und Psychotherapie) bzw. Zusatzbezeichnung (z. B. Psychotherapie) verfügen und in dem Psychotherapieverfahren, das angewendet werden soll, qualifiziert sein (z. B. Verhaltenstherapie). Außerdem muss er über eine vertragspsychotherapeutische bzw. vertragsärztliche Zulassung („Kassensitz") verfügen. Die privaten Krankenkassen können in ihren Vertragsbedingungen hiervon abweichende Voraussetzungen bestimmen. Hier empfiehlt sich eine Klärung mit der privaten Krankenkasse vor Beginn der Psychotherapie bzw. vor der ersten Kontaktaufnahme zum Psychotherapeuten. Gleiches gilt für Beihilfeberechtigte.

Wie finde ich einen Psychotherapeuten?
Hilfe bei der Suche von Psychotherapeuten bieten insbesondere die Kassenärztlichen Vereinigungen mit ihren Terminservicestellen bzw. Online-Suchfunktionen.

Soll ich besser zum Psychiater oder zum Psychotherapeuten?
Wenn Sie eine Richtlinientherapie machen wollen, müssen Sie zu einem ärztlichen oder nicht-ärztlichen Psychotherapeuten gehen, der die Berechtigung zur Abrechnung von Richtlinientherapie hat. Dies kann auch bei einem Fach-

arzt für Psychiatrie und Psychotherapie der Fall sein, wenn er überwiegend psychotherapeutisch tätig ist. Manche Psychiater bzw. Nervenärzte bieten allerdings keine Richtlinientherapie an, sondern führen überwiegend Behandlungseinheiten mit kürzeren psychiatrischen/psychotherapeutischen Gesprächen und Medikamentenverordnung durch. Wenn Sie primär eine medikamentöse Behandlung benötigen, wäre der Gang zum Psychiater sinnvoll, da nicht-ärztliche (Psychologische) Psychotherapeuten keine Medikamente verordnen dürfen.

9.3 Psychotherapie bei Kindern und Jugendlichen

Was ist bei einer Psychotherapie bei Kindern und Jugendlichen zu beachten?

Der Psychotherapeut muss in diesem Fall über eine staatliche Approbation als „Kinder- und Jugendlichenpsychotherapeut" oder, wenn er Arzt ist, über eine entsprechende Facharztqualifikation (z. B. Facharzt für Kinder- und Jugendpsychiatrie und - psychotherapie) verfügen und darüber hinaus in dem Psychotherapieverfahren, das angewendet werden soll, qualifiziert sein (z. B. Verhaltenstherapie). Außerdem muss er über eine vertragspsychotherapeutische bzw. vertragsärztliche Zulassung („Kassensitz") verfügen. Die privaten Krankenversicherungen können in ihren Vertragsbedingungen hiervon abweichende Voraussetzungen bestimmen. Hier empfiehlt sich eine Klärung mit der Krankenversicherung vor Beginn der Psychotherapie. Gleiches gilt für Beihilfeberechtigte (Klärung mit Beihilfestelle).

Bis zu welchem Alter gilt man bei einer Psychotherapie als Kind bzw. Jugendlicher?

Die Psychotherapie-Richtlinie definiert dies folgendermaßen: Kinder sind Personen, die noch nicht 14 Jahre alt sind und Jugendliche Personen, die mind. 14 Jahre, aber noch nicht 21 Jahre alt sind. Patienten ab dem 18. Lebensjahr haben Anspruch auf eine Erwachsenenpsychotherapie. Kinder- und Jugendlichenpsychotherapie ist allerdings ausnahmsweise auch dann zulässig, wenn zur Sicherung des Therapieerfolgs bei Jugendlichen eine vorher als Kinder- und Jugendlichenpsychotherapie begonnene psychotherapeutische Behandlung erst nach Vollendung des 21. Lebensjahres abgeschlossen werden kann.

Werden die Eltern bei einer Psychotherapie ihrer Kinder beteiligt?
In der Richtlinientherapie ist eine Einbeziehung von relevanten Bezugspersonen (z. B. Eltern) möglich. Hierfür werden zusätzliche Sitzungen vorgesehen im Verhältnis 4:1. Dies bedeutet, dass beispielsweise bei einer Genehmigung von 60 Einzelsitzungen einer Verhaltenstherapie für das Kind selbst bis zu 15 zusätzliche Sitzungen für die Einbeziehung wichtiger Bezugspersonen in Anspruch genommen werden können. Außerdem können bei Kindern und Jugendlichen vor Beginn einer Richtlinientherapie nicht nur bis zu vier, sondern bis zu sechs probatorische Sitzungen absolviert werden.

9.4   Psychotherapie und Patientenrechte

Kann ich mich darauf verlassen, dass der Therapeut nicht über Therapieinhalte mit anderen spricht?
Ja. Sowohl ärztliche als auch nicht-ärztliche Psychotherapeuten sind berufsrechtlich, zivilrechtlich (Behandlungsvertrag) und datenschutzrechtlich grundsätzlich dazu verpflichtet, über das, was sie in der Psychotherapie erfahren, Stillschweigen zu bewahren. Ausnahmen stellen z. B. der pseudonymisierte Bericht an den Gutachter beim Gutachterverfahren dar und die Notwendigkeit, der Krankenkasse die gestellten Diagnosen nach ICD-10 mitzuteilen (z. B. AU-Bescheinigungen oder im Rahmen der Abrechnungsdaten). Vereinfacht kann man sagen, dass der Psychotherapeut nur dann Informationen weitergeben darf, wenn Sie als Patient selber oder ein Gesetz ihm dies ausdrücklich erlaubt oder hierzu verpflichtet.

Erfährt die Krankenkasse etwas über das, was inhaltlich in der Therapie besprochen wird, oder mein Arbeitgeber?
Nein, die Krankenkasse erfährt lediglich einige Basisinformationen, z. B. welche Diagnosen gemäß ICD-10 gestellt wurden, wie etwa bei Arbeitsunfähigkeitsbescheinigungen oder im Rahmen der Abrechnung. Selbstverständlich gilt die Schweigepflicht auch gegenüber Ihrem Arbeitgeber.

Wenn ich als Jugendliche eine Psychotherapie mache und nicht möchte, dass meine Eltern bestimmte Dinge erfahren, hält sich der Psychotherapeut dann daran?
Ja, die Schweigepflicht eines Psychotherapeuten gilt grundsätzlich auch gegenüber den Eltern!

Erfährt mein Ehemann etwas über die Inhalte der Psychotherapie?
Selbstverständlich gilt die Schweigepflicht des Psychotherapeuten auch gegenüber den Partnern und anderen nahen Angehörigen. Solange Sie den Psychotherapeuten nicht ausdrücklich gegenüber einer bestimmten Person von seiner Schweigepflicht entbinden, würde der Partner nicht einmal die Information erhalten, ob Sie in Therapie sind.

Muss ich bei einem Vorstellungsgespräch meinem neuen Arbeitgeber sagen, dass ich gerade eine längere Psychotherapie mache oder psychisch krank bin?
Das müssen Sie nicht. Ihren Arbeitgeber geht das grundsätzlich nichts an.

Sprechen Psychotherapeuten mit Kollegen über mich?
In einigen Fällen ist es erforderlich, bestimmte Informationen an Fachkollegen weiterzugeben, z. B. bei der Überweisung an einen Konsiliararzt vor Aufnahme einer Richtlinientherapie. Zur Sicherung der Behandlungsqualität werden psychotherapeutisch herausfordernde Themen laufender Psychotherapien bei Bedarf mit Kollegen besprochen, z. B. in Form einer Supervision oder kollegialer Intervision („Peergroup-Support"). In diesen Fällen werden im persönlichen Gespräch und im geschützten Rahmen aber nur die psychotherapeutisch bzw. medizinisch relevanten Informationen und nicht z. B. Namen von Patienten preisgegeben.

Was wird über mich dokumentiert bzw. gespeichert und wie lange?
Psychotherapeuten müssen schriftlich festhalten, was (aus fachlicher Sicht) Wichtiges in der jeweiligen Therapiestunde passiert ist. Das kann handschriftlich oder elektronisch erfolgen. Auch Fragebögen, Arztbriefe etc. werden aufbewahrt. Außerdem werden bestimmte Basisdaten wie die Diagnosen, Art der psychotherapeutischen Leistung, Dauer und Datum in ein Abrechnungsprogramm eingegeben, damit (quartalsweise) die erbrachten psychotherapeutischen Leistungen an die Kassenärztliche Vereinigung geschickt werden können und der Psychotherapeut die Leistungen bezahlt bekommt. Patientenakten müssen in der Regel zehn Jahre aufbewahrt werden.

Darf ich mir das, was der Therapeut über mich dokumentiert, ansehen?
Selbstverständlich haben Sie das Recht, Ihre eigenen Behandlungsunterlagen (Patientenakte) einzusehen.

9.5   Fragen zu psychischen Erkrankungen

Wann bin ich psychisch krank?
Wann eine psychische Krankheit vorliegt, ist Definitionssache. In Deutschland definiert dies ein internationales Klassifikationssystem der Krankheiten, die „Internationale statistische Klassifikation der Krankheiten und verwandter Gesundheitsprobleme, German Modification" (aktuell Version ICD-10-GM). Sie stellt die amtliche und damit auch für Psychotherapeuten, Ärzte und Krankenkassen gültige und verbindliche Diagnosesystematik dar. Für jede Diagnose gibt es bestimmte Kriterien, die erfüllt sein müssen, wenn die Diagnose gestellt werden soll. Innerhalb der ICD-10 sind psychische Erkrankungen in einem eigenen Kapitel zusammengefasst.

Welche psychischen Krankheiten gibt es?
Innerhalb der ICD-10-GM sind psychische Erkrankungen in dem Kapitel V unter dem Titel „Psychische und Verhaltensstörungen" (F00-F99) zusammengefasst. Die Klassifikation ist webbasiert auf den Websites des Deutschen Instituts für Medizinische Dokumentation und Information (DIMDI) bzw. des Bundesinstituts für Arzneimittel und Medizinprodukte (BfArM) frei zugänglich.[1]

Sind psychische Krankheiten häufig?
Nach Angaben der Deutschen Gesellschaft für Psychiatrie und Psychotherapie, Psychosomatik und Nervenheilkunde e. V. (DGPPN) leidet innerhalb eines Jahres bundesweit jeder vierte Mensch an einer psychischen Erkrankung. Zu den häufigsten Erkrankungen gehören Angststörungen, Depressionen sowie Alkohol- und Medikamentenabhängigkeit. Psychische Erkrankungen gehören daher zu den häufigen Erkrankungen.

Brauche ich Medikamente?
Es gibt Fälle, in denen eine psychische Symptomatik so ausgeprägt ist, dass der Betroffene gar nicht die Kraft hat, eine Psychotherapie durchzuführen. Beispielsweise können bei einer schweren depressiven Episode massive Konzentrations- und Merkfähigkeitsstörungen auftreten. In solchen Fällen ist es sinnvoll, zunächst einen Facharzt (z. B. für Psychiatrie und Psychotherapie) aufzusuchen und sich bzgl. einer medikamentösen Behandlung beraten zu lassen.

---

[1] https://www.bfarm.de/DE/Kodiersysteme/Klassifikationen/ICD/ICD-10-GM/_node.html.

10

Hilfreiche weiterführende Informationen

Sucht man im Internet nach Informationen zu psychischen Erkrankungen, kann man sich von der „Trefferliste" beinahe erschlagen fühlen. In diesem Kapitel haben wir für Sie einige wenige, aber dafür aus unserer Sicht qualitativ hochwertige webbasierte Informationsangebote zusammengestellt, anhand derer Sie sich vertieft zum Thema psychische (und somatische) Erkrankungen und deren Behandlung informieren können. Diese Auswahl ist subjektiv und hat nicht den Anspruch auf Vollständigkeit, sondern gibt unsere persönlichen Favoriten wieder.

1. **Aktionsbündnis Seelische Gesundheit (https://www.seelischegesundheit.net)**

Kurzbeschreibung: Bundesweite Initiative in Trägerschaft der Deutschen Gesellschaft für Psychiatrie und Psychotherapie, Psychosomatik und Nervenheilkunde e. V. (DGPPN). Zentrales Ziel: Entstigmatisierung von psychischen Erkrankungen durch öffentlichkeitswirksame Projekte und Kampagnen. Umfangreiche Informationen zu psychischen Erkrankungen und Hilfeangeboten.

2. **Arbeitsgemeinschaft der Wissenschaftlichen Medizinischen Fachgesellschaften (AWMF) e. V. (https://www.awmf.org)**

Kurzbeschreibung: Zentrales Portal zu den aktuellen Leitlinien in der Medizin inkl. speziell für Patienten aufbereitete Informationen, z. B. zu Essstörungen, Schlafstörungen und Depressionen, unter „Patienteninformationen" → „Psyche" oder zum Thema → „Schmerzen".

3. Bundesarbeitsgemeinschaft für Rehabilitation (BAR e. V.) (https://www.bar-frankfurt.de)

Kurzbeschreibung: Umfassende Informationen zum Thema Rehabilitation (teils in leichter Sprache) u. a. bei psychischen Erkrankungen, z. B. unter „Service" → „Publikationen" → „Reha Grundlagen" → „Arbeitshilfe Rehabilitation und Teilhabe psychisch erkrankter und beeinträchtigter Menschen".

4. Bundesärztekammer (https://www.baek.de)

Kurzbeschreibung: Website der Arbeitsgemeinschaft der Ärztekammern in Deutschland mit Online-Suchfunktion nach Ärzten unter „Service" → „Arztsuche" über entsprechende Links zu den jeweiligen Angeboten der Landesärztekammern bzw. teilweise der Kassenärztlichen Vereinigungen.

5. Bundespsychotherapeutenkammer (https://www.bptk.de)

Kurzbeschreibung: Website der Arbeitsgemeinschaft der Landeskammern der Psychologischen Psychotherapeuten und der Kinder- und Jugendlichenpsychotherapeuten u. a. mit hilfreichen Informationen für Patienten; z. B. Broschüren „Wege zur Psychotherapie" für Erwachsene (auch auf Englisch und Türkisch) und „Elternratgeber Psychotherapie". Außerdem Psychotherapeuten-Suchfunktion über einen Link zur jeweiligen Landespsychotherapeutenkammer.

6. Deutsche Depressionshilfe (https://www.deutsche-depressionshilfe.de)

Kurzbeschreibung: Spezifische Informationen zum Thema Depression inkl. Ursachen, Symptomen und Behandlungsmöglichkeiten der Stiftung Deutsche Depressionshilfe und des deutschlandweiten Netzwerks „Deutsches Bündnis gegen Depression" der Stiftung Deutsche Depressionshilfe. Besonders hilfreich: Bundesweite Suchfunktion nach Krisendiensten und Beratungsstellen und Kliniken nach Postleitzahlen unter „Depression: Infos und Hilfe" → „Wo finde ich Hilfe?" Umfangreiche Informationen auch zu Selbsthilfegruppen, zu hilfreichen Ratgeber-Büchern, zu hilfreichen Internetseiten etc.

7. Deutsche Gesellschaft für Psychiatrie und Psychotherapie, Psychosomatik und Nervenheilkunde e. V. (https://www.dgppn.de)

Kurzbeschreibung: Website der größten medizinisch-wissenschaftlichen Fachgesellschaft für Fragen der psychischen Erkrankungen in Deutschland mit umfangreichen Informationen, teilweise auch für Patienten.

8. Deutsche Psychotherapeutenvereinigung (DPtV) (https://www.dptv.de)

Kurzbeschreibung: Website der größten Interessenvertretung für Psychologische Psychotherapeuten, Kinder- und Jugendlichenpsychotherapeuten sowie Psychotherapeuten in Aus- und Weiterbildung in Deutschland. Umfangreiche und gut aufgearbeitete Informationen rund um das Thema Psychotherapie, Psychotherapeuten und Psychotherapieverfahren. Eigene Online-Suchfunktion nach Psychotherapeuten.

9. Deutsche Rentenversicherung Bund (https://www.deutsche-rentenversicherung.de)

Kurzbeschreibung: Hilfreiche Informationen für Patienten zum Thema Rehabilitation unter „Online-Dienste" → „Reha" einschließlich Suchfunktion nach Reha-Kliniken unter → „Reha-Einrichtungen"

10. Deutsches Institut für Medizinische Dokumentation und Information (DIMDI) (https://www.dimdi.de)

Kurzbeschreibung: Internetangebot des Bundesinstituts für Arzneimittel und Medizinprodukte (BfArM) mit Informationen zu amtlichen Klassifikationen im Gesundheitswesen, u. a. zur Diagnoseklassifikation „Internationale statistische Klassifikation der Krankheiten, German Modification (ICD-10-GM)" (amtliche Klassifikation für Diagnosen in der ambulanten und stationären Versorgung in Deutschland).

11. Gesundheitsinformation.de (https://www.gesundheitsinformation.de)

Kurzbeschreibung: Umfangreiches wissenschaftlich fundiertes Informationsangebot zu einer Vielzahl von Erkrankungen unter Federführung des Instituts für Qualität und Wirtschaftlichkeit im Gesundheitswesen (IQWiG). Unter

„Themengebiete" → „Psyche, Gehirn und Nerven" finden sich detaillierte und gut strukturierte Informationen zu den häufigsten psychischen Erkrankungen und jeweils weiterführenden Informationen.

12. gesund.bund.de (https://gesund.bund.de)

Kurzbeschreibung: Informationsportal des Bundesministeriums für Gesundheit zu Gesundheitsfragen und vielen somatischen und psychischen Erkrankungen unter „Krankheiten" → „Psyche". Das Portal bietet auch eine eigene Online-Suchfunktion nach Ärzten und Psychotherapeuten an.

13. Kassenärztliche Bundesvereinigung (KVB) (https://www.kvb.de)

Kurzbeschreibung: Website des Dachverbandes der Kassenärztlichen Vereinigungen in Deutschland, die für die flächendeckende wohnortnahe ambulante Gesundheitsversorgung durch Vertragsärzte und Vertragspsychotherapeuten und den ärztlichen Bereitschaftsdienst verantwortlich sind. Informationen für Patienten unter „Service" → „Service für Patienten" u. a. zu Patientenrechten, Terminservicestellen und zur bundesweiten Arzt- und Therapeutensuche

14. Nationale Versorgungsleitlinien (https://www.leitlinien.de)

Kurzbeschreibung: Ein Programm von Bundesärztekammer, Kassenärztlicher Bundesvereinigung und Arbeitsgemeinschaft der Wissenschaftlichen Medizinischen Fachgesellschaften (AWMF) mit dem Ziel, das umfangreiche Wissen (wissenschaftliche Evidenz und Praxiserfahrung) zu speziellen Versorgungsproblemen explizit darzulegen, zu bewerten und das derzeitige Vorgehen der Wahl zu definieren. Nationale Versorgungsleitlinien liegen derzeit u. a. zum Thema (unipolare)[1] Depression und Kreuzschmerz vor. Besonderheit: Patientenleitlinien, in denen die ärztlichen Leitlinien in eine allgemein verständliche Sprache übersetzt sind: „Themen" → „Depression" → „Patientenleitlinie Depression"

15. Neurologen und Psychiater im Netz (https://www.neurologen-und-psychiater-im-netz.org)

Kurzbeschreibung: Informationsportal zum Thema psychische Gesundheit, herausgegeben von den Berufsverbänden für Psychiatrie, Kinder- und Jugend-

---

[1] Unipolare Depression bedeutet: Nicht bipolare bzw. „manisch-depressive" Störung.

psychiatrie, Psychotherapie, Psychosomatik, Nervenheilkunde und Neurologie aus Deutschland. Das Angebot umfasst neben Informationen zu psychischen und neurologischen Erkrankungen und zum Umgang mit psychischen Krisen/Notfällen (sowohl bei Erwachsenen als auch bei Kindern und Jugendlichen) auch eine Suchfunktion nach Ärzten bzw. Kliniken.

16. Patienten-Information.de (https://www.patienten-information.de)

Kurzbeschreibung: Qualitätsgesicherte Informationen zu diversen somatischen und psychischen Erkrankungen. Service des Ärztlichen Zentrums für Qualität in der Medizin (ÄZQ) im Auftrag von Bundesärztekammer und Kassenärztlicher Bundesvereinigung. Informationen zu psychischen Erkrankungen und deren Behandlung unter „Krankheiten/Themen" → „Psyche und Verhalten". Patientenleitlinien zu verschiedenen psychischen und körperlichen Erkrankungen. Besonderheit: Die Website bietet ihre Informationen auch auf Arabisch, Englisch, Französisch, Russisch, Spanisch und Türkisch an.

17. Robert-Koch-Institut (https://www.rki.de)

Kurzbeschreibung: Informationen nicht nur zum Thema COVID-19, sondern zu vielen Gesundheitsthemen und Erkrankungen, auch zu psychischen Erkrankungen. Suche über „Gesundheit A-Z" nach Anfangsbuchstaben mit ausführlichen Informationen einschließlich externen Links zu übergeordneten Themen wie „Psychische Gesundheit und psychische Störungen" oder „Gesundheitsinformationen" sowie zu konkreten psychischen Erkrankungen wie „Aufmerksamkeitsdefizit- /Hyperaktivitätsstörung (ADHS)", „Depression" oder „Essstörungen".

18. Unabhängige Patientenberatung Deutschland (UPD) (https://www.patientenberatung.de)

Kurzbeschreibung: Gemeinnützige Einrichtung, die im gesetzlichen Auftrag (§ 65b SGB V) Patienten und Verbraucher in gesundheitlichen und gesundheitsrechtlichen Fragen informiert – auch im Zusammenhang mit ambulanter Psychotherapie. Das Angebot beinhaltet u. a. telefonische, webbasierte und persönliche Beratung.

11

Exkurs: Psychotherapie und Sucht

In diesem Kapitel beschäftigen wir uns mit einem im Zusammenhang mit ambulanter Psychotherapie häufig übersehenen Thema: Psychotherapie und Sucht. Menschen konsumieren seit jeher Substanzen, die in irgendeiner Weise auf das menschliche Gehirn einwirken. Diese Wirkungen werden zunächst als positiv erlebt, „sonst würde man es ja nicht tun". Eine Auflistung der Substanzen, die konsumiert werden, und deren Wirkungen auf die Psyche und den Körper, könnte ein eigenes Buch füllen. Deshalb möchten wir uns beispielhaft mit dem Thema „Psychotherapie und Alkohol" beschäftigen, da dieses in der psychotherapeutischen Praxis (neben dem Konsum von Tabak, Cannabis und Medikamenten) das häufigste Problem darstellt.

Riskanter, schädlicher und abhängiger Alkoholkonsum (Definitionen folgen später) wirken sich erheblich auf das Denken, Fühlen und das Verhalten von Menschen aus. Häufig ist der übermäßige Konsum von Alkohol als Versuch zu werten, unangenehme psychische oder körperliche Symptome (Gehemmtheit, Angst, Anspannung, Unruhe) rasch zu „behandeln" und sich in einen „besseren Gefühlszustand" zu bringen. Das Problem ist, dass Alkohol in diesem Zusammenhang leider (kurzfristig) sehr gut „funktioniert", überall verfügbar sowie weitgehend gesellschaftlich akzeptiert ist und erst verzögert seine „Kosten" in Form von körperlichen und psychischen Schäden offenbart. Als Schädigungen im weiteren Sinne kann man im Übrigen auch die negativen Auswirkungen einer Suchterkrankung auf die Familie, den Arbeitsplatz, die Partnerschaft usw. betrachten.

In der Psychotherapie geht es darum, auf seelische Störungen und ihre negativen Auswirkungen auf Fühlen, Denken und Handeln (wie es in der Psychotherapie-Richtlinie heißt) systematisch verändernden Einfluss zu nehmen und Bewältigungsfähigkeiten des Individuums aufzubauen. Alkoholkonsum wirkt dieser positiven Einflussnahme entgegen und stellt eine dysfunktionale, langfristig massiv schädliche und nur vermeintliche Bewältigungsstrategie dar.

11.1 Risikoarmer oder riskanter Konsum – schädlicher Gebrauch oder Abhängigkeit?

In den nachfolgenden Angaben zum Thema Alkohol und Psychotherapie sind insbesondere die Empfehlungen in der aktuellen S3-Leitlinie „Screening, Diagnose und Behandlung alkoholbezogener Störungen" (Version Dezember 2020), die Definitionen des Klassifikationssystems ICD und die Vorgaben der aktuellen Psychotherapie-Richtlinie berücksichtigt.

In der Leitlinie wird risikoarmer (nicht risikofreier!) Konsum angenommen bei dem Konsum von „bis zu 24 g Reinalkohol pro Tag für Männer (z. B. zwei Gläser Bier à 0,3 l) und bis zu 12 g Reinalkohol für Frauen (z. B. ein Glas Bier à 0,3 l) und mindestens zwei abstinenten Tagen pro Woche". Riskanter Alkoholkonsum wird angenommen, wenn diese Grenzen überschritten werden (gilt ausschließlich für gesunde Erwachsene, nicht für Kinder und Jugendliche, schwangere Frauen, ältere Menschen (über 65 Jahre) oder Personen mit einer körperlichen Erkrankung).

Im Abschn. 2.3 hatten wir bereits dargestellt, dass das in Deutschland im Zusammenhang mit der Krankenbehandlung relevante Diagnosesystem die ICD ist. In der ICD-10-GM-Version 2022 finden sich alkoholbezogene Störungen im Kapitel „Psychische und Verhaltensstörungen durch psychotrope Substanzen" unter F10.- „Psychische und Verhaltensstörungen durch Alkohol" mit folgenden Unterkategorien (siehe Tab. 11.1):

Tab. 11.1 Unterkategorien für den ICD-Code F10

- F10.0	Akute Intoxikation (akuter Rausch)
- F10.1	Schädlicher Gebrauch
- F10.2	Abhängigkeitssyndrom
- F10.3	Entzugssyndrom
- F10.4	Entzugssyndrom mit Delir[1]

(Fortsetzung)

[1] Delir: Akute organisch bedingte Psychose mit qualitativer Bewusstseinsstörung in Form von Bewusstseinstrübung, Aufmerksamkeits-, Orientierungs- und Wahrnehmungsstörungen sowie affektiven und vegetativen Symptomen. Quelle: https://www.pschyrembel.de.

Tab. 11.1 (Fortsetzung)

- F10.5	Psychotische Störung
- F10.6	Amnestisches Syndrom
- F10.7	Restzustand und verzögert auftretende psychotische Störung
- F10.8	Sonstige psychische und Verhaltensstörung durch Alkohol
- F10.9	Nicht näher bezeichnete psychische und Verhaltensstörung durch Alkohol

Im Zusammenhang mit dem Thema Psychotherapie und Sucht ist vor allem die diagnostische Abgrenzung eines schädlichen Gebrauchs von Alkohol (Alkoholmissbrauch) von einer Alkoholabhängigkeit von Bedeutung. Im Gegensatz zur Alkoholabhängigkeit besteht bei einem schädlichen Gebrauch von Alkohol kein Kontrollverlust oder zwanghafter Substanzgebrauch und es besteht keine Unfähigkeit zur Abstinenz bzw. keine Toleranzentwicklung oder Entzugssymptomatik beim Absetzen des Alkohols.

Definitionen bei alkoholbezogenen Störungen

Schädlicher Gebrauch von Alkohol (ICD-10: F10.1)
Konsum, der nachweislich zu einer psychischen oder physischen gesundheitlichen Folgeschädigung geführt hat. Schädliches Verhalten wird häufig von anderen kritisiert und hat auch häufig verschiedene negative soziale Folgeerscheinungen. Das Konsummuster sollte entweder seit mindestens einem Monat bestehen oder in den letzten zwölf Monaten wiederholt aufgetreten sein. Synonym: Alkoholmissbrauch

Alkohol-Abhängigkeitssyndrom (ICD-10: F10.2)
Zur Diagnose eines Alkoholabhängigkeitssyndroms nach ICD-10 müssen mindestens drei der folgenden sechs Kriterien während des letzten Jahres gleichzeitig erfüllt gewesen sein:

1. Ein starkes Verlangen oder eine Art Zwang, Alkohol zu konsumieren.
2. Schwierigkeiten, die Einnahme zu kontrollieren (was den Beginn, die Beendigung und die Menge des Konsums betrifft).
3. Ein körperliches Entzugssyndrom, wenn Alkoholkonsum reduziert oder abgesetzt wird, nachgewiesen durch alkoholspezifische Entzugssymptome oder durch die Aufnahme der gleichen oder einer nahe verwandten Substanz, um Alkoholentzugssymptome zu vermindern oder zu vermeiden.
4. Toleranzentwicklung[2] gegenüber den Wirkungen von Alkohol.
5. Fortschreitende Vernachlässigung anderer Vergnügen oder Interessen zugunsten der Alkoholeinnahme. Es wird viel Zeit verwandt, Alkohol zu bekommen, zu konsumieren oder sich davon zu erholen.

---

[2] Toleranzentwicklung: Verlangen nach Dosissteigerung, um den erwünschten Effekt herzustellen bzw. deutlich verminderte Wirkung des Alkohols bei fortgesetzter Einnahme der gleichen Menge.

6. Fortdauernder Alkoholgebrauch trotz des Nachweises eindeutiger schädlicher Folgen, wie z. B. Leberschädigung durch exzessives Trinken, depressive Verstimmungen infolge starken Alkoholkonsums. Es sollte dabei festgestellt werden, dass der Konsument sich tatsächlich über Art und Ausmaß der schädlichen Folgen im Klaren war oder dass zumindest davon auszugehen ist.

Ein auf Beschaffung und Konsum der Substanz eingeengtes Verhaltensmuster im Umgang mit Alkohol wird ebenfalls als charakteristisches Merkmal beschrieben.

Alkoholentzugssyndrom (ICD-10: F10.3, F10.4)
Ein Alkoholentzugssyndrom ist vor allem durch Zittern, Unruhe, Schwitzen, Schlafstörungen und Kreislaufprobleme geprägt. Häufige Merkmale sind auch psychische Störungen (z. B. Angst, Depressionen, Schlafstörungen). Es kann durch Krampfanfälle (ICD-10: F10.31) oder ein Delir (ICD-10: F10.4) mit (ICD-10: F10.41) oder ohne Krampfanfälle (ICD-10: F10.40) kompliziert werden.

11.2   Psychotherapie und Alkoholabhängigkeit

Wenn Alkohol über einen längeren Zeitraum in einer kritischen Dosis und regelmäßig konsumiert wird, kann sich eine Alkoholabhängigkeit entwickeln. Wenn diese Frage zu Beginn einer Richtlinientherapie im Raum steht, ist es wichtig, dies zu thematisieren und insbesondere zu klären, ob eine Alkoholabhängigkeit (in Abgrenzung zu einem schädlichen Gebrauch gemäß ICD-10) vorliegt. Dies ist einerseits aus psychotherapeutischer Sicht wichtig, da die Wirkungen des chronischen Alkoholkonsums sich negativ auf die Psychotherapie auswirken; andererseits aber auch aus formalen Gründen, da die Psychotherapie-Richtlinie klare Vorgaben zum Thema Psychotherapie und Abhängigkeit enthält. Im § 27 Abs. 2 der Psychotherapie-Richtlinie heißt es hierzu im Zusammenhang mit Alkohol:

„Psychotherapie kann neben oder nach einer somatisch ärztlichen Behandlung von Krankheiten oder deren Auswirkungen angewandt werden, wenn psychische Faktoren einen wesentlichen pathogenetischen Anteil daran haben und sich ein Ansatz für die Anwendung von Psychotherapie bietet; Indikationen hierfür können nur sein:

1a. Psychische und Verhaltensstörungen durch psychotrope Substanzen (Alkohol, Drogen und Medikamente), im Falle der Abhängigkeit von psychotropen Substanzen **beschränkt auf den Zustand der Suchtmittelfreiheit beziehungsweise Abstinenz.**

Abweichend davon ist eine Anwendung der Psychotherapie bei Abhängigkeit von psychotropen Substanzen dann zulässig, wenn die **Suchtmittelfreiheit beziehungsweise Abstinenz parallel zur ambulanten Psychotherapie**

bis zum Ende von maximal zehn Behandlungsstunden erreicht werden kann. Das Erreichen der Suchtmittelfreiheit beziehungsweise der Abstinenz nach Ablauf dieser Behandlungsstunden ist in einer nicht von der Therapeutin oder von dem Therapeuten selbst ausgestellten ärztlichen Bescheinigung festzustellen. Diese Feststellung hat anhand geeigneter Nachweise zu erfolgen. Sie ist von der Therapeutin oder von dem Therapeuten als Teil der Behandlungsdokumentation vorzuhalten und auf Verlangen der Krankenkasse vorzulegen. Kommt es unter der ambulanten psychotherapeutischen Behandlung zu einem Rückfall in den Substanzgebrauch, ist die ambulante Psychotherapie nur fortzusetzen, wenn unverzüglich geeignete Behandlungsmaßnahmen zur Wiederherstellung der Suchtmittelfreiheit beziehungsweise Abstinenz ergriffen werden."

Wenn eine Alkoholabhängigkeit vorliegt, muss also Suchtmittelfreiheit bzw. -abstinenz entweder bereits bei Beginn der Psychotherapie bestehen oder aber spätestens bis zum Ende der 10. Behandlungsstunde (nachgewiesenermaßen) erreicht sein. Abstinenz kann definiert werden als „Einstellen jeglichen Alkoholkonsums aus eigenem Entschluss". Abstinenz muss nach diesen Vorgaben anhand „geeigneter Nachweise" erfolgen, die nicht vom Psychotherapeuten selbst durchgeführt bzw. dokumentiert werden dürfen. Dies können beispielsweise entsprechende Kontrollen beim Hausarzt sein wie die Testung von Alkohol-Stoffwechselprodukten in der Atemluft, dem Blut oder dem Urin.

11.3 Behandlungsangebote bei Alkoholabhängigkeit ohne Abstinenzfähigkeit

Wenn eine Alkoholabhängigkeit festgestellt wurde und eine Abstinenz nicht erreicht bzw. nicht durchgehalten werden kann, ist eine Richtlinientherapie zu Lasten der Gesetzlichen Krankenversicherung nicht möglich.

Welche Behandlungsmöglichkeiten stehen in diesem Fall zur Verfügung?

11.3.1 Motivation und Aufklärung

Für eine längerfristige bzw. dauerhafte Abstinenz braucht es eine ausgeprägte persönliche Motivation des Betroffenen. Wichtig ist auch, dass Betroffene eine ausreichende Krankheitseinsicht entwickeln und dass sie verstehen, welche erheblichen Schäden sie sich mit einem fortgesetzten Alkoholkonsum zufügen. Helfen können in diesem Zusammenhang sog. Kurzinterventionen (z. B. Gespräche mit dem Hausarzt oder dem Betriebsarzt), eine Beratung in spezialisierten Fachambulanzen oder Suchtberatungsstellen bzw. durch die Sozialdienste von Krankenhäusern oder die Teilnahme an einer Selbsthilfegruppe für Abhängigkeitskranke.

11.3.2 Behandlung von Begleiterkrankungen

Bei Abhängigkeitskranken treten statistisch häufiger bestimmte Begleiterkrankungen auf. Neben körperlichen Erkrankungen können auch psychische Erkrankungen wie Angststörungen, Depressionen oder (posttraumatische) Belastungsstörungen zusätzlich vorliegen und nicht selten auch Ursache des Alkoholkonsums (im Sinne einer dysfunktionalen „Selbstbehandlung" der Symptome der Begleiterkrankungen mit Alkohol) sein. In diesen Fällen ist es wichtig, sich nicht nur auf die Behandlung der Alkoholabhängigkeit zu konzentrieren, sondern auch die fachgerechte Behandlung der Begleiterkrankungen sicherzustellen.

11.3.3 Qualifizierte Entzugsbehandlung

Wenn bei einer Alkoholabhängigkeit auf den Alkoholkonsum plötzlich verzichtet wird, können Entzugssymptome auftreten. Dabei können leichtere Symptome, aber auch schwere Entzugssymptome wie epileptische Anfälle oder ein (potenziell lebensbedrohliches) Delir auftreten.

Daher wird in der Regel bei einer Abhängigkeitserkrankung eine suchtpsychiatrische bzw. suchtmedizinische Akutbehandlung (meist in Form einer Krankenhausbehandlung) durchgeführt. Diese Behandlung sollte nach Möglichkeit neben der „körperlichen Entgiftung" (medizinische Sicherstellung der Vitalfunktionen, Reduzierung von Entzugssymptomen und Vermeidung von Komplikationen wie epileptischen Anfällen oder Delir) auch psycho- und soziotherapeutische und weitere psychosoziale Interventionen beinhalten, mit denen die Abstinenzmotivation gestärkt und ggf. nachfolgende suchtspezifische Behandlungen bzw. Hilfeangebote initiiert bzw. angebahnt werden sollen. Eine solche komplexe Behandlung wird als „qualifizierte Entzugsbehandlung" bezeichnet und geht über eine reine „Entgiftungs- bzw. Entzugsbehandlung" hinaus.

11.3.4 Postakutbehandlung

Nach einer „Entgiftung" bzw. einer qualifizierten Entzugsbehandlung sind bei einer Alkoholabhängigkeit weitere Behandlungen in der Regel erforderlich. Dies können sein:

- Medizinische Rehabilitation für Abhängigkeitskranke (früher: „Entwöhnungsbehandlung")
- Hausärztliche oder fachärztlich-psychiatrische Weiterbehandlung
- Ambulante Psychotherapie

Die intensivste postakute Behandlungsform bei einer Alkoholabhängigkeit ist eine medizinische Rehabilitation für Abhängigkeitskranke („Entwöhnungsbehandlung"). Diese wird in spezialisierten Rehabilitationseinrichtungen durchgeführt und dauert meist mehrere Wochen (Kurzzeittherapien in der Regel bis zu zehn Wochen, Langzeittherapien ca. 12 bis 15 Wochen) und kann, je nach individuellen Voraussetzungen, ambulant, ganztägig ambulant oder stationär durchgeführt werden. Kostenträger sind entweder die Rentenversicherungen oder die Krankenkassen. In der Regel wird vor einer solchen Rehabilitation eine vorherige Betreuung in einer Fachambulanz bzw. Suchtberatungsstelle vorausgesetzt, die zur Beantragung der Rehabilitation auch einen ausführlichen strukturierten Sozialbericht erstellt.

12

„Wie Sie Ihren Therapeuten in den Wahnsinn treiben und garantiert keine Fortschritte machen"

Zum Abschluss unseres Büchleins geben wir Ihnen im Folgenden einige nicht ernstgemeinte Tipps mit therapeutisch allerdings relevantem Hintergrund. Diese „Tipps" richten sich ausdrücklich nicht an Menschen in akuten psychischen Krisen oder mit schweren psychischen Erkrankungen, denen nicht zum Lachen zumute ist. Sie richten sich ausschließlich an diejenigen Menschen, denen es noch oder schon wieder so gut geht, dass sie (wie wir) Freude daran haben, verdeckte menschliche „Interaktionsspiele" bei sich selbst und dem Gegenüber zu detektieren, zu analysieren und daraus sinnvolle und ernsthafte therapeutische Impulse abzuleiten. Man möge uns als Verhaltenstherapeuten verzeihen, wenn die Tipps aus analytischer Sicht hier und da einen ausreichenden fachlichen Tiefgang vermissen lassen.

- Fragen Sie Ihren Therapeuten beim Erstgespräch zunächst, wo genau er studiert hat und wie lange, ob er parallel mehrere Studiengänge absolviert hat und welche besonderen Qualifikationen er über die reine Psychotherapieausbildung hinaus besitzt. Das wird ihn anspornen. Sie haben beruflich schließlich auch etwas vorzuweisen (erzählen Sie's)!
- Wenn Sie sich Ihrem oberschlauen Therapeuten gegenüber irgendwie unterlegen fühlen, lassen Sie dezent den Schlüssel Ihres Wagens liegen und legen Sie Ihre Luxusuhr frei! Das wird ihn auf Augenhöhe zurückbringen.
- Wenn Ihr Therapeut erkennbar jünger ist als Sie, klären Sie zunächst, ob er überhaupt über ausreichende Lebenserfahrung verfügt, um Ihnen Ratschläge zu erteilen!

- Ist Ihr Therapeut übergewichtig, deuten Sie bei seiner Nachfrage wegen der (aus seiner Sicht) mangelhaften Erledigung Ihrer therapeutischen Hausaufgabe an, dass das mit der Disziplin ja bei vielen Menschen so eine Sache ist. Vielleicht lässt er es dann etwas langsamer angehen.
- Antworten Sie auf die Frage, was Ihnen bisher in Ihrem Leben geholfen hat, am besten kurz und knapp mit „nichts" und weisen Sie darauf hin, dass Ihnen auch alle bisherigen Behandlungen nie etwas gebracht haben. Das wirkt herausfordernd auf den Therapeuten und lockt seinen therapeutischen Ehrgeiz hervor!
- Halten Sie Ihren Therapeuten beschäftigt, indem Sie ihm Ihre Aktenordner mit den gesammelten Befunden zur medizinischen Vorbehandlung mitbringen. Deuten Sie an, dass der Inhalt der Ordner bei der Folgesitzung als bekannt vorausgesetzt wird.
- Wenn Sie als Mann eine Therapie machen, brauchen Sie sich auf den ganzen Gefühlskram nicht einlassen. Wenn Ihr Therapeut nach Ihren Gefühlen fragt, reichen Antworten wie „gut" oder „schlecht" völlig aus. Alternativ in Bayern: „Basst scho!"
- Wenn Sie ein etwas schwieriger Mensch sind und keine Lust haben, in Freundschaften zu investieren, halten Sie sich einen Psychotherapeuten als Freundersatz. Er ist für 50 Minuten bezahlt und kann vorher nicht weg!
- Kotzen Sie sich zu Beginn jeder Stunde erstmal richtig aus und machen Sie damit deutlich, wie alle um Sie herum Ihnen das Leben schwer machen. Manche Therapeuten lassen sich damit in ihrem Aktionismus bzgl. der Erreichung therapeutischer Ziele etwas ausbremsen.
- Machen Sie sich keinen Stress. Der Therapeut ist Profi in Achtsamkeit und kann etwaige Ärgerimpulse wegatmen. Wenn Sie erkennbar deutlich zu spät kommen, rufen Sie Ihren Therapeuten nicht an, sondern bleiben Sie im Hier und Jetzt. Gehen oder fahren Sie extra langsam. Das haben Sie in der Therapie gelernt.
- Lassen Sie sich von der erkennbaren Unruhe Ihres Therapeuten drei Minuten vor der vollen Stunde, dem demonstrativen Aufschlagen des Terminkalenders oder dem Klingeln des nächsten Patienten nicht ablenken. Bleiben Sie im Redefluss. Wenn der Therapeut die Sitzung beenden will, hat er alle Skills, das klar und deutlich zu sagen. Bei Bedarf packen Sie einfach einen biographischen „Kracher" aus! Das wird ihn wieder in seinen Therapeutensessel zurückbringen.
- Wenn Sie deutlich zu spät angekommen sind, weisen Sie Ihren Therapeuten darauf hin, dass eine Richtlinien-Psychotherapie trotzdem mindestens 50 Minuten dauert und dass Sie für diese Vorschrift nichts können. Der nächste Patient kann auch mal warten.

- Manche Therapeuten neigen dazu, Therapieziele mit ihren Patienten genau definieren zu wollen. Lassen Sie sich nicht darauf ein. Möglicherweise vergisst Ihr Therapeut die Ziele nicht, sondern holt sie irgendwann wieder aus der Schublade. Vermeiden Sie, sich an Ihren eigenen Zielen messen zu lassen. Bleiben Sie im Vagen!
- Wenn Ihr Therapeut auf einer Zieldefinition für die Psychotherapie besteht, seien Sie wachsam! Bleiben Sie möglichst unkonkret („Ich will, dass es mir besser geht!"), formulieren Sie unrealistische Ziele („Ich will nie mehr Angst haben müssen!") oder kombinieren Sie dies („Ich will einfach nur noch glücklich sein!"). Wenn auch das nicht funktioniert, nennen Sie so viele Ziele, dass Ihr Therapeut aufgibt, oder wechseln Sie den Therapeuten.
- Wenn Ihr Verhaltenstherapeut Ihnen aufgrund Ihrer Höhenangst mit dem Thema Expositionsbehandlung kommt und mit Ihnen auf einen Kirchturm steigen will, weisen Sie ihn darauf hin, dass Sie lieber eine angstfreie Behandlung wünschen. Vielleicht haben Sie Glück!
- Zeigen Sie Ihre neu erlernte soziale Kompetenz, indem Sie die in der letzten Stunde besprochenen Hausaufgaben nicht erledigen, sondern selbstbestimmt vergessen.
- Wenn der Therapeut fragt, was Sie selbst für Ihre Entwicklung tun können, sprechen Sie ausführlich über die Eigenschaften Ihrer Partnerin. Vielleicht bekommt der Therapeut Mitleid und wird sie künftig schonen.
- Wenn Sie erkennen, dass Ihr Therapeut sich richtig darüber freut, dass ein Symptom besser geworden ist, geben Sie ihm eine neue Herausforderung und berichten Sie über neue Symptome.
- Wenn Ihnen ein therapeutisches Thema unter den Nägeln brennt, sie sich aber nicht trauen, es anzusprechen – keine Eile. Das Beste kommt bekanntlich zum Schluss. Umkreisen Sie das Thema, bis es in Sicht kommt, und lassen Sie es im Zweifel erst kurz vor Ende der Sitzung raus. Ihr Therapeut liebt Überraschungen!
- Wenn Sie bemerken, dass Ihr Therapeut Ihnen psychologische Erklärungsmodelle für Ihre Herzphobie aufdrängen will, überraschen Sie ihn ab und zu spontan mit EKGs Ihres Hausarztes und zeigen Sie auf einige ungewöhnliche Zacken! Wenn er Psychologe ist, haben Sie die besseren Karten!
- Fragen Sie Ihren Verhaltenstherapeuten niemals während, sondern erst am Ende der Therapie, ob Sie das tägliche Beruhigungsmittel, das Sie von Ihrem Nervenarzt erhalten haben, nun absetzen dürfen.
- Wenn Ihr Therapeut Sie am Ende der erfolgreichen Therapie Ihrer Angststörung danach fragt, was Ihnen am meisten geholfen hat, teilen Sie Ihr Wissen mit ihm und informieren Sie ihn darüber, dass Sie am meisten

von der Einnahme der Bachblüten profitiert haben. Auch Ihr schulmedizinischer Therapeut kann noch dazulernen!

- Machen Sie eine „Schwellentherapie": Überlegen Sie frühestens beim Übertreten der Türschwelle der Praxis, wie Sie die Therapiestunde heute für sich nutzen möchten.
- Wenn der Therapeut Sie nach Ihrer Therapiemotivation fragt, reicht es völlig aus, wenn Sie darauf hinweisen, dass der Arzt oder Ihre Frau Sie geschickt hat!

Printed in the United States
by Baker & Taylor Publisher Services